首コリ治療で世界が変わる!

病の本質「トリガーポイント」を鍼《はり》で打ち抜く

小沢国寛
厚生労働省認定 鍼治療特化型専門院
国立おざわ鍼灸・整骨院 院長

扶桑社

装幀——齊藤信貴（ホワイトライン グラフィックス）

まえがき

鍼は現代医学・医療の盲点を突く治療である

なぜ、医学や医療がこれだけ進化しても体調が悪かったり慢性的な痛みを抱えたりしている人たちが増え続けるのでしょうか？

なぜ、それほど効き目を感じてもいない薬を私たちは飲み続けるのでしょうか？

東京・国立で鍼灸院を営んでいる私はそれがずっと疑問でした。

最新テクノロジーの導入により、医療現場でもデジタル化が進み、検査の精度は格段に高まりました。がんをはじめとする、さまざまな疾病《しっぺい》に対して治療法は格段に進化しました。数十年前、がんは不治の病という認識でしたが、今では早期発見ならば治癒することも珍しくありません。その一方、腰痛や肩こり、不眠症、頭痛など慢性的な痛みを抱えている人、疲れが取れない人、原因不明の痛みやしびれに悩まされている人……と、さまざまな症状で苦しんでいる人たちは増え続けています。

なんとなく体調が悪い、だるい、頭が重い。めまいがする、足元がふらつく。でも病院に行って検査をしても、どこにも悪いところは見つからない。このように心身の不調を感じているのに原因が特定できない症状、訴えのことを〝不定愁訴〟と言います。

不定愁訴がみられる原因は、慢性疲労症候群、逆流性食道炎、起立性調節障害（立ちくらみ、息切れ、失神など）、うつ病、パニック障害、眼圧亢進《こうしん》（目の神経が圧迫されること）、舌痛、難聴、頭痛、ＩＢＳ（過敏性腸症候群）、不安神経症など多岐にわたります。また、更年期障害、ＰＭＳ（月経前症候群）でも不定愁訴があらわれますが、これらに苦しむ女性も増えていると感じます。

おかしいと思いませんか？

医療はどんどん進化しているのに、こうした疾患や症状に悩む人の数は減っていない。病院に行って検査しても原因がわからない。そこで、表に出ている症状をやわらげるために薬を処方してもらったり、マッサージをしたり、温泉に行ったり……。一時的に症状が緩和・改善することはあっても、それらは対処療法であり、再び症状があらわれて、なかなか治らないのが現状です。

さて、私がこの本を書かねばならない理由は、まさにこの現状を何とかしたいと思ったから。私が日々行っている鍼治療がこの現状に光を当てることができると信じているからです。

私は1日に50～60人の患者さんに鍼治療を行っていますが、前述した疑問にずっと立ち向かってきました。その答えを求めて一心不乱に鍼を打ってきました。そして、一つの結論に達しました。それは「鍼治療は原因不明の症状や体調不良に悩んでいる人に極めて有効である」ということです。

まさに、現代医学の盲点がここにあります。

何十万本、いや、何百万本と鍼を打つなかで私が得た感触はおそらく真実です。ですから、私はこの真実をみなさんに明かすために本を出すことにしたのです。

私が最も多く鍼を打つのはどこかというと、首です。

首コリは現代人を苦しめる痛み、さまざまな不快な症状の素になっています。そのことに鍼師でさえまだ気づいていない人が多い。首コリこそが「盲点」なのに。

本書は、首コリ＝盲点となっている痛み・不調の根本原因〝トリガーポイント〟に焦点をあて、大胆にまとめたものです。膨大な経験値と解剖学、西洋・東洋医学的アプローチの末に、私が見出した真実を述べることにします。

トリガーポイントについては詳しく後述しますが、わかりやすく言うと筋肉疲労などが原因となって筋肉・腱・骨の接合部に形成され、痛みの引き金《トリガー》となっている「しこり」です。

鍼先が直接トリガーポイントにヒットすると、患者さんは未体験のズーンとした鈍い響きを感じます。この治療を繰り返すことで長年の慢性痛や不定愁訴から解放される患者さんがたくさんいます。この「ズーン」をより多くの人に体感してほしいのです。

大袈裟ではなく、首コリの本質に迫る本を世に送り出すのは、鍼師である私の使命だと考えています。私は「人事を尽くして天命を待つ」存在ではなく、「天命を信じて人事を尽くす」存在でありたい。そんな覚悟を持って本を出すことに決めました。

私が指針とする福沢諭吉の言葉

「盲目社会に対するは、獣勇なかるべからず」

これは私が深い感銘を受けた、福沢諭吉の言葉です。

長く続いた封建社会の価値観が崩壊し、近代国家へ向けて歩み出した日本。諭吉は「先の見えぬ世だからこそ、獣の勇気を持て」というメッセージを明治時代の日本人に向けて発信しました。


獣は、明日どうなるかを考えない。

獣は、昨日の失敗を悔やまない。

獣は、今この瞬間を生きている。

当時、いきなり西洋文化のシャワーを浴びることになった市井の人々は戸惑ったことでしょう。着物から洋服へ、草履《ぞうり》から靴へ。衣食住だけでも混乱することが山ほどあり、先は見えないし、不安だらけ。でも時代が大きく変わろうとしていることだけはわかる。諭吉はその様子を「盲目社会」と表現したのだと思います。そして、野獣の心をもって、なりふりかまわず生きろと。

平成から令和にかけて、社会は大きく変わりました。特にデジタル化によって仕事や暮らしを取り巻く環境は一変したと言ってもいいでしょう。情報はインターネットで取り放題。スマホ1つで何でも完結する生活。こんな時代だからこそ、見過ごされるものがあると私は考えます。その1つが「首コリ」です。首コリは数値化・映像化できません。そこが盲点となるのです。

諭吉の言う〝獣の勇気〟が私を奮い立たせてくれたのです。今、自分が気づいていることを書かなければならないと。

トリガーポイント治療によって痛み、苦しみ、悩みから解放される人が増えれば、その人の日常はとても快適なものになるでしょう。鍼治療がかつてないほど求められる時代になりました。私のこの思いがみなさんに届くことを切に願って、まえがきの言葉といたします。

令和六年　神無月吉日

小沢国寛

もくじ

まえがき …… 3

第1章 「痛い」「ツライ」の元凶は首コリにあり！ …… 15

最新装置でも可視化できない、現代医学の「盲点」 …… 16
原因不明の体調不良「不定愁訴」とは、いったい？ …… 17
病院でも症状は改善しなかった2つのケース …… 20
症状に目を奪われ、「原因」を突き詰めないのが大問題 …… 23
薬の処方は対処療法であり、原因の解決には至らない …… 25
首コリに医学界も警鐘を鳴らす …… 27
首は心身の要《かなめ》 …… 30
構造が複雑な首は、コリの温床になりやすい …… 31
細い首で重たい頭を支えている …… 33
現代人は「スマホ首」族 …… 36
スマホ首が若年層の体調不良、うつ状態を生む …… 39
首コリが自律神経を狂わせる …… 40

戦闘モード、お休みモードの使い分けがポイント……42
現代は、交感神経緊張社会……45
今すぐ、あなたの首コリ度をチェック……46

第2章 鍼治療が首コリに効くこれだけの理由……53

病名がわかったら安心、というのは間違い……54
コリによって、筋肉は本来の働きができなくなる……55
女性特有の不調にも首コリが関わっている……57
鍼治療は「全科対応」。鍼師は鍼一本で勝負する……59
皮膚、筋肉層の下にあるコリに直接アタックできる……61
中国から伝わり、独自の発展を遂げた日本の鍼……63
五行学説を軸に治療を行う中医学に学ぶ……65
人体の生理バランスを整えるための治療……66
コリは画像に映らないため、盲点になってしまう……68
WHOも鍼治療の効果を認めている……71
欧米では鍼治療のステイタスがぐんぐん向上……75
アレルギー、女性特有の悩みにも効果……77
解剖学を学んで鍼を極めたいと思った……79
交感神経緊張社会の今、鍼の必要性が増している……81

第3章 あなたの身体に潜むトリガーポイントの秘密……83
痛いところ＝痛みの原因ではない……84
トリガーポイントを知らずに痛みの解決はない！……85
トリガーポイントが示す「第4の痛み」……88
痛みの認知について、脳は意外に曖昧？……91
トリガーポイントは画像診断では見つけられない……92
西洋医学的なアプローチの鍼治療……94
「ズーン」とした鈍い響きが特徴……96
負担の大きい首にはトリガーポイントが多発する……100
ツボとトリガーポイントは似て非なるもの……104
トリガーポイントは免疫力とも深く関わっている……108
風邪、感染症の予防にも効果がある……110
トリガーポイント治療で姿勢が良くなる理由……111
首コリの自覚がない人も油断はできない……113

第4章 根治を目指し、トリガーポイントを狙え！……115
注射針と鍼治療の鍼、実はまったく違う……116
鍼治療の鍼は、打たれたことに気づかないほど負担が軽い……118
年間85万本。日本一、鍼を打っている鍼灸院……122

ヌルヌル成分の先にヒットさせる技術が必要 124
鍼先の進む方向を変え、痛みの原因を「削ぐ」 127
ここ10年で鍼灸院を取り巻く環境は大きく変わった 131
視界がぱあっと広がった 133
選択肢の多さは患者さんにとってプラス 135
自律神経のケアと専門治療を両輪にして 137
問診より「鍼先での対話」を重視する 140
絶対に響かせるためのテクニック「二度刺し」 141
メンテナンスで最高の自分を維持しよう 143

第5章 症例「ズーンとした響き」で救われた人たち 147

トリガーポイントと頭痛の深～い関係 148
症例1 高校時代から頭痛、首と肩のコリがひどくて……（30代・女性） 148
症例2 薬が効かない頑固な頭痛。原因はいったい何？（40代・男性） 150
トリガーポイントと消化器系の疾患の相関関係 154
症例3 過敏性腸症候群（IBS）で学校へ行くのがツラい（10代・女性 高校生） 154
症例4 消化器系の不調とさまざまな不定愁訴。私の身体に何が？（30代・女性） 156
首コリが更年期特有の症状の元凶だった 160
症例5 更年期障害は諦めるしかないの？（50代・女性） 160

うつ状態、メンタル不調とトリガーポイント……164
症例6 うつ病と診断され、何もする気が起きない……（30代・男性） 164
症例7 慢性疲労症候群で、仕事にもぜんぜん集中できない（40代・男性） 166
副交感神経への刺激で免疫力アップ……170
症例8 帯状疱疹後、神経痛がひどく、引退も考えた（70代・女性） 170
症例9 蕁麻疹がきっかけで、パニック障害のような症状も（20代・女性） 172
トリガーポイント治療で改善・解消した症例は多種多数……176
鍼で対話するのが鍼師の仕事……178
あとがき……181
違った立場から鍼治療を考える 薬学部教授・薬学博士 厚味厳一……185

第1章

「痛い」「ツラい」の元凶は首コリにあり！

最新装置でも可視化できない、現代医学の「盲点」

現代社会を読み解くキーワードの1つに「可視化」があります。

ビジネスの世界ではさまざまなデータを収集・分析することでユーザーのペルソナ（人物像）、消費行動を可視化し、商品やサービスの開発、マーケティングなどの戦略立案に役立てています。この場合の可視化は、いわばユーザー像の創造であり、精度を高めて実物にどれだけ近づけるかによってビジネスの成果、収益が変わってきます。

なぜ、こんな話をするのかと言うと、医療・治療の世界を語る際もこの可視化が重要なキーワードになるからです。人体内部の状態を可視化するため、医療業界はさまざまな最先端装置を発明、開発、進化させてきました。みなさんが最も身近に感じるのはX線を使ったレントゲン撮影や、超音波を使ったエコー検査でしょうか。画像を見ながら、「ここにちょっと気になるものがありますね」と医師から説明を受けた経験のある人も多いはずです。

他にも、消化器内をダイレクトに観察できる内視鏡。放射線とコンピューターで人体内部を断層撮影するCTスキャン。強力な磁場を発生させて体内の状態を画像化するMRIもあり、医療の進歩はこうした撮影装置の進化なしには語れません。

私も最新装置を使った「画像診断」の有効性を疑うつもりはありません。骨折など明らかな損傷や、消化器や呼吸器にできた腫瘍などを可視化することで、より効果的な医療技術を提供できるようになったのは、間違いのないところです。

ただ、こうした画像診断をもってしても可視化できない〝盲点〟があるのではないか。長年、鍼師として年間数十万本の鍼を打ってきた私はそう思っています。

原因不明の体調不良「不定愁訴」とは、いったい？

私は鍼師として、日々、多くの患者さんの身体に鍼を打っています。

患者さんの症状はさまざまですが、多くは腰や肩、膝などの局所的な痛み、しびれなどを訴えて治療に訪れます。その一方で、原因がよくわからない体調不良に悩み、最後の頼みの綱のように鍼灸院の扉を叩く人もまた多いのです。

何年も重い頭痛に苦しんでいる人。便秘と下痢を繰り返しながら、なんとか通勤し、仕事をこなしている人。眠りが浅く、慢性的な疲労が溜まっている人。高血圧を抑える血圧降下薬が手放せない人など、症状は人それぞれです。

なかには、大きな病院や専門クリニックで画像検査を受けたものの「特に異常は見られません」と医師から言われた人もいます。

では、原因はどこにあるのでしょう？　気になって医師に尋ねると「ストレスかもしれませんね」「老化、加齢でしょう」「疲れが溜まっているから、よく休んでください」などと腑に落ちない返事をされるため、具体的な治療法が見えずに困ってしまう患者さんも少なくありません。

そのような人たちが「やがてたどりつく」のが鍼灸院や、接骨院、整体院です。

体調不良の理由として、近年増えているのが「不定愁訴」です。辞書『広辞苑』で不定愁訴を調べると、こう記されています。
《明白な器質的疾患が見られないのに、さまざまな自覚症状を訴える状態》
自覚症状はさまざまで、頭痛、全身倦怠感、慢性疲労（疲れがとれない、疲れやすい）、微熱が続く、耳鳴り、便秘、めまい、動悸、冷え、むくみ、息切れ、発汗・多汗・のぼせなど。身体的な不調だけでなく、すぐイライラしてしまう、不安感、うつ症状、不眠などの精神的な不調も含まれます。

不定愁訴は体調不良の症状をあらわす総称であり、具体的な疾患名ではありません。画像検査を含めて病院で細かく検査しても、体の組織や細胞には異常が見られないことが多く、だからこそ「不定」として扱うわけですが、症状の範囲が幅広いため、全体像がつかみにくい。診察する際、医師も「不定愁訴ですね」とひとくくりにして言うほうが都合がよいのかもしれません。

当院(国立《くにたち》おざわ鍼灸・整骨院)を訪れる患者さんも、病院やクリニックで「不定愁訴」と言われて来る人がたくさんいます。

実のところ、これが本書を執筆するきっかけの1つになったのですが、病院やクリニック(開業医)で不定愁訴と言われてから、患者さんが当院にやってくることに、私は疑問を持っていました。その経緯を聞くと不定愁訴の症状を抑えるための、対処療法的な処方だけ行われていることがわかったからです。

不定愁訴に悩む人に共通するのは症状が1つではなく、いくつかの症状を複合的に抱えているところです。「慢性的な頭痛がある」ほか、動悸、耳鳴りなど、複数の不調にあえいでいるケースがとても多い。つまり、頭痛を緩和する薬だけ飲んでも治らないのではないでしょうか。
具体的に当院の患者さんのケースを紹介しましょう。

病院でも症状は改善しなかった2つのケース

Aさんのケース（40代女性）

子どもが小さい頃、夜中に何度も起こされたことがきっかけで、Aさんはぐっすり眠れなくなったそうです。それが習慣化してしまい、子どもが大きくなってからも慢性的な睡眠不足が続いていました。毎日2、3時間ほどで目が覚め、月に何回かはまったく眠れない日もあると言います。

慢性的な頭痛もあり、痛み止めの薬を飲んでもなかなか収まりません。枕に原因があるのかとも思い、何度も変えましたが効果はなし。マッサージや整体に行くと、施術の直後は少しラクになっても、すぐ元に戻ってしまう。

病院で睡眠導入剤を処方してもらいましたが、薬に依存するのが怖くて、あまり飲まないようにしていました。そもそも、飲んでも効果があったりなかったりで、毎日、体調の悪さを感じながら生活しているそうです。

Bさんのケース（20代女性）

新社会人として働き始め、数か月過ぎた頃からいろんな症状に悩まされるようになったそうです。最初に蕁麻疹《じんましん》があり、皮膚科でアレルギー検査と血液検査をしてもらいましたが、結果は特に異常なし。飲み薬と塗り薬を処方されたものの、その後、蕁麻疹だけでなく、アトピー性皮膚炎のような症状があらわれ、顔の肌荒れも目立ってきました。

めまいも感じるようになり、耳鼻咽喉科を受診すると、医師からは「ストレスが原因でしょう」。確かに、職場でストレスを感じることはありましたが、会社を休んで安静にしていても、めまいは収まらなかったとか。乗り物酔いが以前よりひどくなり、電車に乗るのも大変になっていきました。

常に寝不足を感じていて、頭痛もあり、免疫力が下がったのか、風邪も引きやすくなったと言います。職場では部署の移動があり、それに伴って残業も増えていき、疲れは溜まる一方。夜はしっかり眠らなければと思うと、逆になかなか寝つけず、休日は家でぐったりして、何もする気にならない……。

Aさんの場合は睡眠不足、Bさんの場合は蕁麻疹。体調不良のきっかけは別々でも、2人はさまざまな症状を抱えて苦しんでいました。当然、2人とも病院へ行きましたが、不調なところが多く「何科に行って診てもらえばいいのか」よくわからなかったそうです。これは2人に限った話ではなく、不定愁訴に苦しむ人に共通する悩みではないでしょうか。

病院へ行くと、診療する科が細かく分かれているため、患者さんはどこかを選んで診察を受けることになります。慢性的な頭痛であれば最初に行くのは脳神経外科や脳神経内科でしょう。診察を受けて検査したものの、異常はなし。結局、痛み止めの薬を処方してもらうことに。

動悸・息切れが続いたり、のぼせ気味だったりしたら、循環器内科で診察を受けます。そこで体調不良の原因が突き止められればいいのですが、多くの場合、はっきりせず、血圧降下薬などを処方してもらって様子を見ます。

症状に目を奪われ、「原因」を突き詰めないのが大問題

疲れやすく全身がだるい。肩コリがひどく、めまいを感じることもあり、胃腸の調子もあまりよくない……。ひょっとして心の問題なのかもと試しに心療内科に行って診てもらっても、これといった異常は見あたらない。

そんなケースでよく聞かされるのが「ストレス」です。

ストレスが原因と言われると、「そう言われれば」となんとなくわかったような気になります。ストレスを感じない現代人はいないからです。しかし、実際には何も明らかになっていません。

ストレスの軽減が必要だと言われ、仕事を休んだり旅行に出かけたりしても、体調不良が完全に治ることはないでしょう。すると、ストレスの存在がより強く意識されて、心療内科や精神科を受診する人もいます。そこで「うつ状態」を指摘されると、今度は抗うつ薬を処方してもらったり、心理療法をすすめられたり……。この治療は長く続くことになりそうです。

不定愁訴をめぐっては、こんな負のスパイラルにはまっている人が多いように感じ

ます。

体調不良が続く
←
不定愁訴の存在を知る
←
症状に該当しそうな診療科を受診する
←
薬を処方してもらって様子を見る
←
特に改善しない、逆に悪化していく
←
薬を増やしたり、別の病院を受診したりする

なぜ、こうした負のスパイラルにはまってしまうのでしょうか。「症状を抑えること

に目を奪われ、そもそもの原因は何かという視点に欠けているから」だと、私には思えます。

薬の処方は対処療法であり、原因の解決には至らない

仕方ない面もあります。ある症状で苦しむ患者さんを助けるために、診断して薬を処方する。医師としてはあたり前のことをやっているのでしょうし、患者さんの側も病名を告げられたほうが「安心する」という心理が働くこともあるでしょう。

しかし、「その病気に効く薬を処方してもらったのだから、これを服用していれば治るだろう」そう思いながら、服用を続けるものの、時間が経過しても症状は変わらない。それどころか、逆に悪化したらどうでしょうか。

薬の量を増やしてもらう。受診する科を変える。別の病院の医師に診てもらう……。でも多くの場合、同じことの繰り返しです。それは、あらわれている症状だけを見て、そもそもの原因、つまり「不定愁訴がなぜ起こるのか」といった根本を探ろうとする視点や姿勢が欠けているせいではないでしょうか。

頭痛の痛み止め、血圧降下薬、抗うつ薬など、薬の処方によって症状は抑えられるかもしれません。でも、あくまでも一時的な抑制効果であって、根本原因の解決ではありません。

処方してもらった薬が切れたら、また処方してもらい、あまり効果がないと思ったら別の病院に行って、また薬をもらう……。そんなふうに薬に頼って症状を抑えていても、いつか限界が来ます。

あまりにもそういう患者さんを多く見てきたせいか、私は鍼師としてまったく別の視点を持つようになりました。

もちろん適切に処方されて効く薬もあるだろう、でもそうではない患者さんのために、自分はもっと別のアプローチができるのではないか……。

不定愁訴の症状はさまざまなため、原因を絞るのは難しい。そう考えても当然なのですが、実は「不定愁訴のかなりの症状の原因はここにある」と、医学的に認められている人体の部位があります。

それは「首」。具体的に言うと「首のコリ」です。

首コリに医学界も警鐘を鳴らす

首のコリと聞いて、頭に「?」が浮かんだ人がいるかもしれません。首まわりならともかく、全身にわたる不調の原因が首にあるなんてなかなか信じられない話だと思います。

でも、だからこその盲点、落とし穴なのです。

東京脳神経センターの松井孝嘉先生は、長年、頸部《けいぶ》のコリに関する研究を続けるパイオニアであり、「頸性神経筋症候群(CNMS)」の提唱者として知られています。CNMSとは、首の筋肉の過緊張により自律神経の働きが乱れ、その結果生まれるさまざまな症状や疾患のことを言います。

具体的には緊張性頭痛、めまい、自律神経失調症、うつ、パニック障害、むちうち、更年期障害、慢性疲労症候群、ドライアイ、多汗症、不眠症、機能性胃腸症、過敏性腸症候群(IBS)、機能性食道嚥下障害、血圧不安定症、眼精疲労などのVDT(ヴィジュアル・ディスプレイ・ターミナルズ)症候群、ドライマウス、便秘症、起立性調節障害など、多岐にわたります。

すでにお気づきの方も多いと思いますが、不定愁訴のかなりの症状が、首コリが原因となる頸性神経筋症候群に含まれるのです。

なぜ、首のコリがこうした症状の元凶になるのでしょうか。それを理解してもらうには、人体における首の役割について知ってもらう必要があります。

人体を支える背骨（脊柱）は、脊椎骨《せきついこつ》という小さな骨が重なった構造となっています。一般的に「首」と呼ばれるのは、脊椎骨の上から7個目までを指し、解剖学的には「頸《けい》椎《つい》」と呼び、頸椎を中心に、いくつもの筋肉が複雑に織り込まれたような構造をしています。

また、頸椎は上下左右を含め、高い可動性を持っているのが特徴です。この可動性によって、人間は頭を左右に動かしたり、首をグルッと回したり、曲げたり、うつむいたり、見上げたりできるのです。首を自在に動かすことで私たちは水平方向に広い視野を確保できると同時に、垂直歩行に必要な視野も確保できるのです。

頸椎の中央には、脊髄が通る脊柱管《せきちゅうかん》というトンネル状の空間があり、頸椎は脊髄を守る役割も果たしています。また、脊髄から多くの血管や神経が枝分かれして、肩や

首にはたくさんの動脈、神経、筋肉が集中している

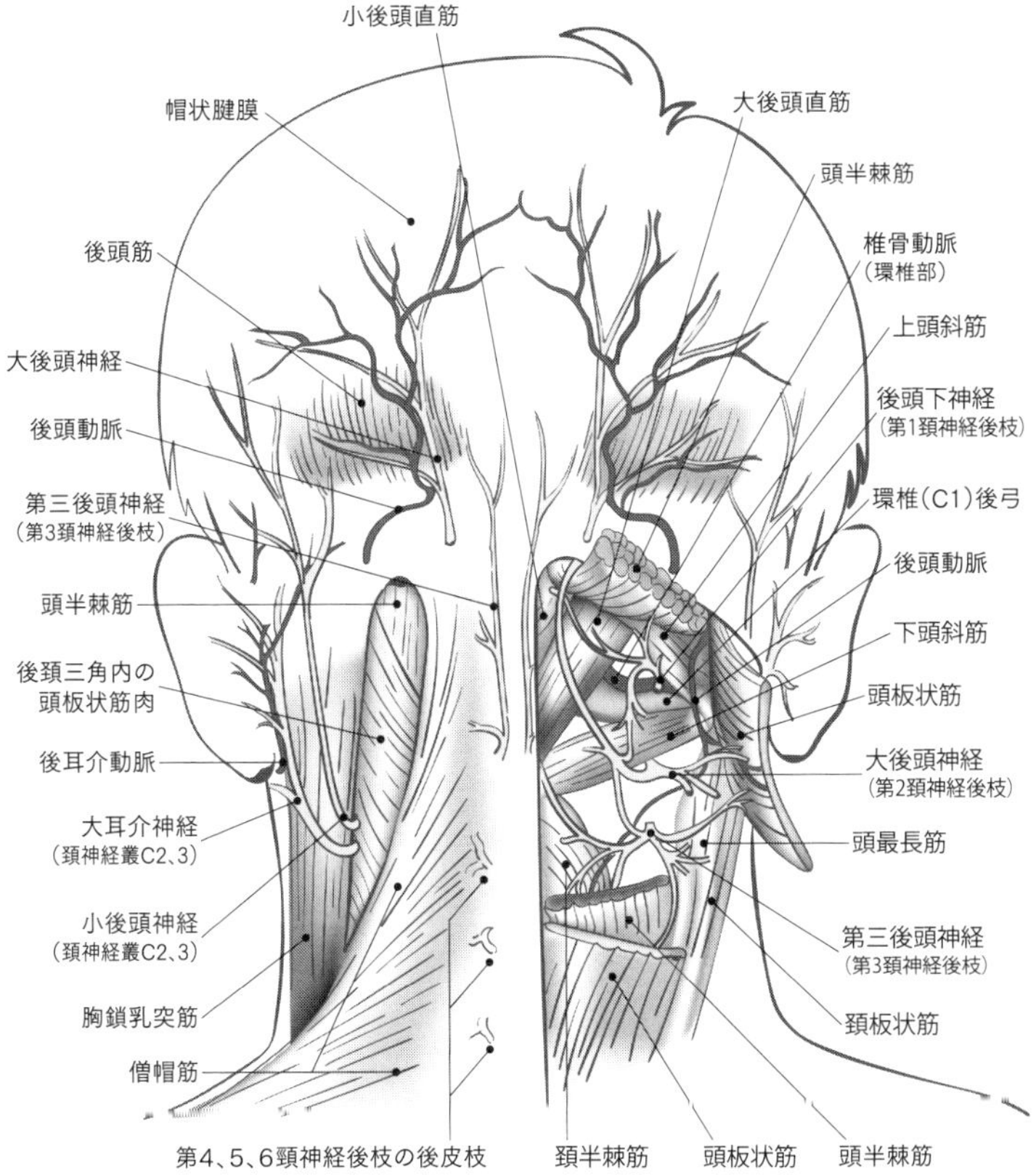

腕へと伸びています。

つまり、首は全身から脳につながる血管や、神経の通り道であり、肩や背中の筋肉と連携して頭部を支えながら、自律して動かすこともできる、すごい部位なのです。普段あまり意識していないかもしれませんが、医療に携わる者はみな、首の重要性を知っています。

首は心身の要《かなめ》

首の役割をハブ空港にたとえるとイメージしやすいかもしれません。

各地（各国）からの航空路線が集中し、乗客や貨物を目的地となる他の空港へ運ぶための中継地であり、地域の拠点となる空港がハブ空港です。航空路線網を自転車の車輪に見立て、中心のハブから放射状に伸びているように見えることから、こう呼ばれるようになりました。ハブ空港で何らかのトラブルが起こると、航空機の運航は混乱し、乗客や貨物の運搬に大きな影響が出てしまいます。

首は人体のハブ空港のようなもの、とも言えるでしょう。

肩、背中から首へと筋肉は続いていますし、体の隅々まで張り巡らされた神経や血管は首を通って脳へとつながっています。首にトラブル、つまり「首コリ」ができると、局所的な影響だけでなく、全身にまで波及します。その結果、さまざまな不調が不定愁訴としてあらわれるのではないか。私はそう考えています。

構造が複雑な首は、コリの温床になりやすい

首の筋肉について少し補足しておきましょう。頸椎のまわりの代表的な筋肉には、「僧帽筋」「頭板状筋」「頭半棘筋」「胸鎖乳突筋」があります。

僧帽筋《そうぼうきん》

首の筋肉ではいちばん皮膚に近いところにあり、首から背中にかけて大きく広がっています。首・肩の僧帽筋が収縮することで、肩甲骨を上方へ引き上げたり、左右に広げたり中央へ寄せたりする動きが可能になります。

頭板状筋《とうばんじょうきん》

僧帽筋の下にある筋肉で、頸椎の後ろから上の方向に伸び、頭蓋骨の外側まで続きます。両側を同時に収縮させると、頭は後ろに反り、片側だけ収縮させると、頭が回転します。

頭半棘筋《とうはんきょくきん》

頭板状筋の下にあり、ほぼまっすぐ上下に走って、後頭骨《こうとうこつ》と椎骨の外側を結んでいます。頭を後ろに反らせるときに使う筋肉です。

胸鎖乳突筋《きょうさにゅうとつきん》

耳の後ろの下（付け根）から、鎖骨に向かって縦に伸びる筋肉。首を回したり、上下に動かしたり、この筋肉が動くことで可能になります。右の胸鎖乳突筋が収縮すると頭が左を向き、左の胸鎖乳突筋が収縮すると頭が右を向きます。

他にも首のまわりには重要な筋肉がいくつもあり、極めて複雑な構造になっています。大後頭直筋・小後頭直筋は、頚椎と後頭骨をつなぎます。上頭斜筋・下頭斜筋は、頚椎の外側と後頭骨の外側をつないでいます。

少し専門用語が続きましたが、首が重要な役割を担っていることがおわかりいただけたでしょうか。繰り返しますが、筋肉や血管、神経が複雑に絡み合う首にトラブルが起こると、その影響は全身に及びます。

そう、「首コリ」は心身全体の不調につながっているのです。

細い首で重たい頭を支えている

不定愁訴に悩む人が増えているということはイコール、「首コリの人が増えている」ということ。そもそも、首は構造的にコリが生まれやすく、コリの温床になりやすい部位と言えます。

首は頚椎と筋肉などで頭部を支えています。では、首の上にのっている人間の頭部はどれくらいの重さがあるか、ご存じでしょうか？

成人の場合、性別や体格によって違いはあるものの、頭部は約5～6キロの重さがあると言われています。2リットルのペットボトルなら約3本分。または、ボウリングのボールほどの重さを、首が支えているわけです。

首の上に2リットルのペットボトル3本、またはボウリングのボールがのっているところを想像してみてください。その重さがリアルに感じられると思います。

しかも、支えているだけでなく、私たちは首を前後左右に動かしたり、グルグル回したりしています。無意識のうちにやっている仕草ですが、複雑な動作に対応している頚椎とそのまわりの筋肉は常に大きな負荷にさらされているわけで、首がコリの温床になりやすい理由はここにあります。

前述した頚性神経筋症候群になりやすい人、つまり首がコリやすい人には大きく2つのパターンがあると言われています。

1　むちうちなど、過去に首や頭部を痛めた経験がある人

2　長時間、うつむいた姿勢をとる習慣がある人

1は交通事故、スポーツでのケガ、子どもの頃、遊びに夢中になって鉄棒から落ち

たなどのアクシデントが原因です。首の筋肉は、自然治癒にまかせても完全には治らないことが多く、本人は気づかなくても疲労がたまりやすく、コリが生まれやすいのです。

最近、大きな問題となっているのは2の「うつむき姿勢」です。

現代の生活では、知らず知らずのうちにうつむき姿勢になっていることが多く、これはよく指摘されていることでもあります。すぐ思い浮かぶのは、パソコンやタブレットを使った作業でしょう。

毎日、長時間、デスクでうつむき姿勢で仕事をしていると、首の筋肉に大きな負担がかかっています。

うつむいたままの姿勢でいると、頭が前に落ちないように、首の後ろ側の筋肉がずっと引っ張った状態で支えています。うつむいた頭を支えるとき、首の後ろの筋肉にかかる負荷は3倍になるとも言われているのです。

現代人は「スマホ首」族

現代人の首がコリやすい理由としてパソコンを使ったデスクワークをあげました。コロナ禍でリモートワークが普及したことで、自宅でもパソコンの前で、うつむいた姿勢のまま過ごす時間が長くなっている人も多いでしょう。

それ以上に深刻だと私が思うのはスマートフォンです。ある日、電車に乗ったときのこと。何気なくまわりを見渡してみると、ほとんどの人がスマホを操作していて、ゾッとしたことを覚えています。何にゾッとしたかというと、全員、うつむき姿勢だったから。現代は首に大きな負荷をかけながら生活している人たちが主流の時代ではないでしょうか。

スマホゾンビ。そんな言葉が思い浮かびました。

電車の中の景色が象徴的ですが、駅のホームでも、外を歩いているときも、信号待ちをしているときも、うつむき姿勢でスマホを操作している人のなんと多いことか。カフェでくつろいでいるときでさえも、スマホを取り出してうつむいて操作しているのですから、首に負荷がかかりっぱなしです。

現代人の頸椎はスマホ首

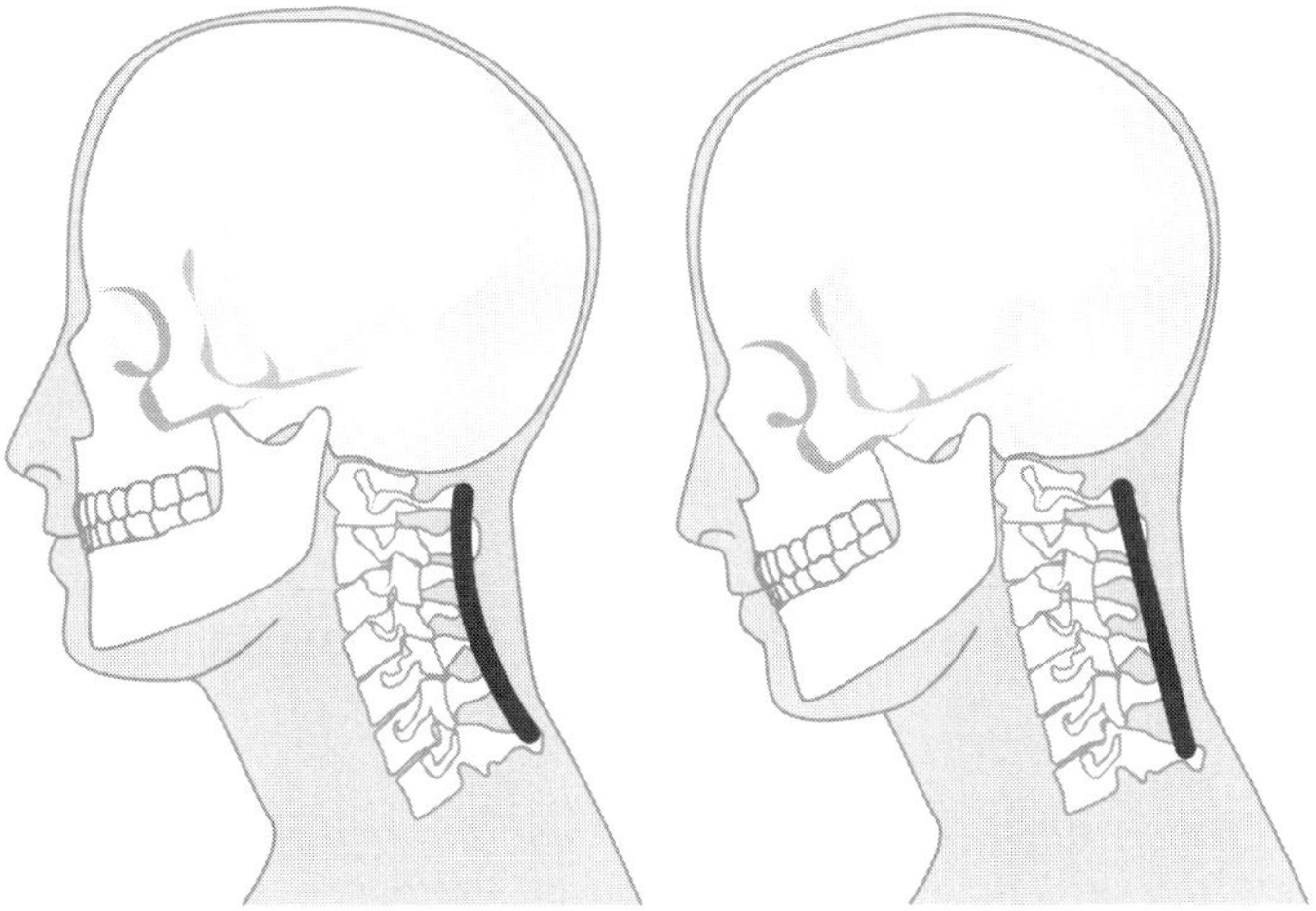

正常な首　　　　スマホ首

スマホが現代の生活に欠かせないツールなのは理解できるし、私も利用しています。小さな文字を読んだり動画を凝視したりすると、どうしてもうつむき姿勢になってしまう。でも、これは要注意です。

「スマホ首」という言葉を聞いたことがあるでしょう。

頸椎は7つの骨で構成され、横から見るとゆるやかな曲線を描いています。これを「生理的前弯《ぜんわん》」と呼びます。前述したように、人間の頭部の重さは約6キロ。頸椎がゆるやかに前弯しているおかげで、重さを分散させ、衝撃をやわらげる構造になっているのです。

ところが、スマホゾンビのようにうつむき姿勢が長時間続くと、前弯が少なくなり、横から見ると頸椎は直線状になります。

いわゆる「ストレートネック」で、このうつむき姿勢を続けると、首にはより大きな負担がかかるのです。

スマホ首が若年層の体調不良、うつ状態を生む

最近、10代の若い世代にも不定愁訴で悩む人が増えていますが、理由は大きく2つあると思います。1つは体形のこと。以前より栄養状態が良く、成長も早いのですが、身長は伸びているものの全体的に細く、ひょろっとした体形の子どもが多い気がします。

成長が早いぶん、身長の伸びに対して首の骨格の形成が追いついておらず、不安定な状態で頭部を支えている子どもをよく見ます。首には絶えず強い負荷がかかっているため、コリが発生、それが体調不良を招いているように思います。

もう一つの理由はスマホ、そしてゲームです。若い世代はデジタルネイティブと呼ばれ、物心ついた頃からスマホやゲーム、タブレットに接しています。学校での授業時間は手元から離れているでしょうが、事あるごとに触り、場合によっては夜、布団に入ってからもスマホを手放せない子どもたちが多いのではないでしょうか。

体格に対して首の骨格の形成が追いついていない状況で、常にスマホやゲーム、タブレットが身近にあり、うつむき姿勢で過ごす時間が長いのですから、首の筋肉が悲

鳴をあげるのも当然です。

鍼灸院の患者というと、年配のおじいちゃん、おばあちゃんを想像するかもしれませんが、実は10代以下の子どもたちの来院も増えています。

多い症状をあげると、まず起立性調節障害。朝、なかなか起きることができず、食欲もなく、倦怠感が抜けないため、学校に行くことができない子どももいます。過敏性腸症候群（IBS）で、外出をためらう子どももいますし、複数の症状が重なり、なかには「うつ状態」だと診断される子どももいます。

親が心配して、いろんな病院を受診するものの状況は変わらず、最後の頼みの綱として、ワラにもすがる思いで当院を訪れるケースが後を断ちません。

首コリが自律神経を狂わせる

スマホ首に象徴されるように、現代人はうつむき姿勢で過ごすことが多く、首コリが増える大きな原因となっています。

頚性神経筋症候群の提唱者である松井先生によると、首コリによって引き起こされる代表的な症状は「緊張性頭痛」「めまい」「自律神経失調症」の3つ。この中で、私が特に問題視しているのが「自律神経失調症」です。自律神経の働きがバランスを失うと、心身のあちこちに悪影響が出ます。

身体の隅々まで張り巡らされ、内臓の働きや呼吸、心拍数、血圧、血行、体温など、生命活動をコントロールするのが自律神経です。心臓が正しいリズムで鼓動を打つ。食べたものを胃と腸へ送り、消化・吸収する。暑い日は末梢血管を開き、体温を調節する。こうした生命活動は、我々が意識することなく、自律神経が絶妙に、緻密にコントロールしているのです。

では、自律神経が正常に働かなくなると、どうなるでしょうか。

胃腸の運動がおかしくなり、便秘や下痢を招くかもしれません。動悸が激しくなり、呼吸が苦しくなったり、何もしていないのに汗がダラダラ流れたり、ちょっとしたことにもイライラしたり。心身のあちこちに変調をきたし、いつもの日常生活が別のものに感じられるでしょう。

首の筋肉にコリなどの異常が生まれる
↓
自律神経を圧迫
↓
自律神経失調状態となる
↓
さまざまな体調不良に見舞われる

不定愁訴に悩む人の身体はこうした状態にあると言えるでしょう。

戦闘モード、お休みモードの使い分けがポイント

自律神経には「交感神経」と「副交感神経」があります。

交感神経は、心と体を戦闘モードにする神経で、仕事で緊張したとき、スポーツや人間関係で何か競っているとき、優位になります。心拍数や血圧を上げ、呼吸は浅く

現代人は交感神経優位

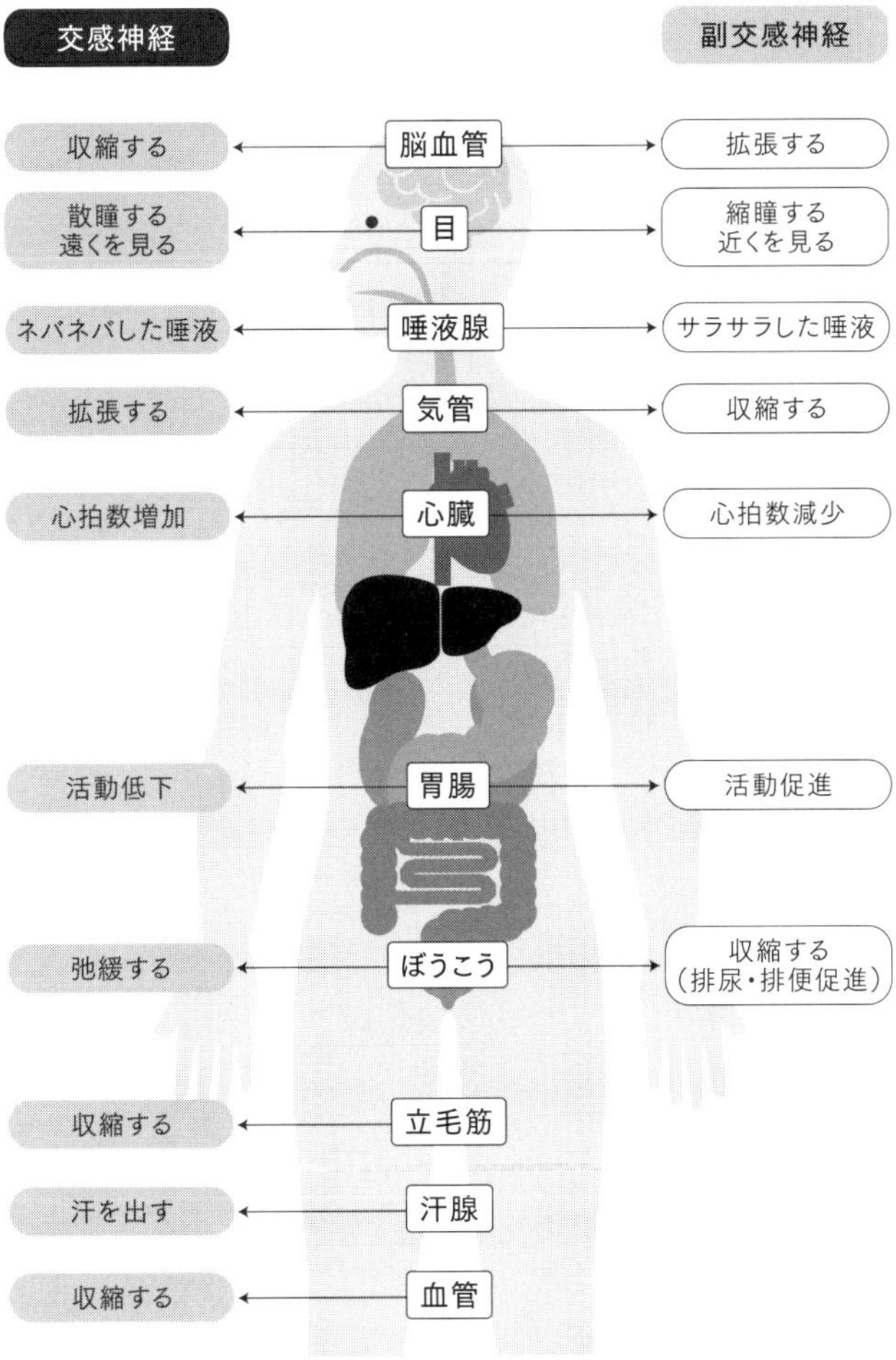

交感神経
副交感神経
脳血管
収縮する
拡張する
目
散瞳する
遠くを見る
縮瞳する
近くを見る
唾液腺
ネバネバした唾液
サラサラした唾液
気管
拡張する
収縮する
心臓
心拍数増加
心拍数減少
胃腸
活動低下
活動促進
ぼうこう
弛緩する
収縮する
（排尿・排便促進）
立毛筋
収縮する
汗腺
汗を出す
血管
収縮する

早く、血管を収縮させて、がんばれるように全身を制御しますが、胃腸の働きは鈍くなります。

一方、副交感神経は、心と体の緊張をオフにして、リラックスした状態にシフトさせます。家で安心してくつろいでいるとき、すやすや深く眠っているときは、副交感神経が優位になっているのです。心拍数や血圧は下がり、呼吸はゆったりと深くなり、心と体をリラックスした状態に持っていきます。

よく、交感神経は「アクセル」、副交感神経は「ブレーキ」にたとえられますが、重要なのは両方のバランス。

クルマをイメージするとわかりやすいでしょう。スピードを上げたいときはアクセルを踏み、減速するときはブレーキを踏みます。このバランスの上に安全運転が成り立っています。

人の身体も同じで、交感神経というアクセル、副交感神経というブレーキをバランスよく使い分けることで、状況に合わせた体調管理が可能になるのです。このバランスが崩れると、身体は操縦不能になり、いろいろな問題が起こります。

自律神経失調症とは、アクセル（交感神経）とブレーキ（副交感神経）のバランスが取れなくなった状態と言えます。

首の筋肉の異常、つまり首コリが起こると、ブレーキ役の副交感神経に問題が生じるようです。すると、アクセル役の交感神経優位な状態が続くことになります。交感神経は、ここで集中力を高めたいというとき、戦闘モードにシフトして、ポテンシャルを発揮させるためのもの。ところが、ずっと交感神経優位が続き、アクセルが踏みっ放しになってしまったら、身体はどうなるでしょうか。

現代は、交感神経緊張社会

交感神経がずっと緊張状態にあると、夜ゆっくり休みたいと思っても、なかなか寝つけないでしょうし、眠りも浅くなってしまいます。また、血管がずっと収縮しているため、血流が滞りがちになります。仕事中ちょっとしたことでもイライラして、怒りやすい人は、交感神経が優位に立っていると言えます。

休みたくても、休めない。心身は疲弊し、体調不良があちこちに起こり、最悪の場合は会社や学校に行けなくなるケースもあるでしょう。現代は「交感神経緊張社会」です。理由はわからないけれど体調がすぐれない日が続く。仕事以外の時間も心底くつろぐことができず、つい不安や不満を覚える……それはアクセルが踏みっ放しになっている証拠です。

医学界では長年、首に注目した研究は少なく、盲点となっていました。脳、呼吸器、循環器、消化器などの領域では目覚ましい進化を遂げていますが、心身の不調の原因として首が注目されることは、ほぼなかったのです。

そんななか、前述した頚性神経筋症候群の話は、首にフォーカスするきっかけを与えてくれました。交感神経緊張社会は首コリ社会でもあるという視点を、私は持っています。

今すぐ、あなたの首コリ度をチェック

人体における首の重要さ、首はコリが生まれやすい構造と環境にあることを解説してきましたが、この章の最後に、あなたの首コリ度を知るためのチェックリストを用

意しました。ご自分に該当しているものをチェックしてみてください。

□頭が痛い　頭が重い
□首が痛い　首が凝る
□肩が張る　肩が凝る
□最近風邪を引きやすくなった
□めまいやフラつきが出ることが多い
□振り向いた時や歩いている時にフワフワ、フラフラすることがある
□吐き気があることが多い
□寝つきが悪い　途中で起きてしまう　眠りが浅い
□血圧が安定しない
□温度差が苦手
□急に汗をかいてしまうことがある　汗が多く出る
□動悸を感じることがある
□目がぼやけ、見えにくいことが増えた

□目を開けていられないほど目が疲れる
□夜のクルマのライトなどが眩しい　目の奥が痛い　視力検査などでライトが光る
　ものは視力が落ちている
□ドライアイが長く続いている
□唾液の分泌異常がある
□最近、微熱が続くことが多い
□お腹の膨満感　胃腸の調子が悪い
□全身倦怠感が朝から続く
□身体がだるい　疲れやすい
□やる気が出ないことが多くなった
□天候に自覚症状が左右されることが多い
□気分の落ち込みが出ることがある
□最近、集中力が続かない
□ふと、急に不安感が出ることがある
□イライラすることが多くなった

□仕事に対する根気がなくなった
□手足の冷え、しびれ、のぼせなどの症状がある
□胸の痛み、圧迫感などが出ることがある

これは頚性神経筋症候群の判断基準となるチェックテストで、該当する項目数によって、首コリの状態を次のように判断します。

1～4項目該当↓正常
5～10項目該当↓軽症
11～17項目該当↓中症
18項目以上該当↓重症

5項目以上、該当するする人は、今後、首コリがひどくなる可能性もあるので要注意。軽症の場合、マッサージなどの手技療法、電気治療でも改善は見られますが、中症以上になると深部の首コリが原因の可能性が高く、鍼灸治療のほうが効果は高くな

ります。

他に、臨床的に首コリが原因と考えられる症状もあり、以下にチェックテストとして掲載しておきます。

□脚がムズムズする　動かさずにはいられない（ムズムズ足症候群と診断される）
□指先がチリチリしびれる
□足裏が熱い　寝ている時も熱く、布団から出していたい
□陰部痛　かゆみがある
□肛門の痛み　違和感がある
□狭いところや圧迫感のあるところで尿意を催す（緊張性膀胱と診断される）
□お腹にガスがたまりやすい（ＩＢＳ＝過敏性腸症候群と診断される）
□下痢と便秘を繰り返す
□呼吸が浅い　空気が入っていかない
□呼吸により脈のリズムが変わる
□からっ咳が出てしまう（咳喘息と診断される）

□舌がピリピリする、痛い（舌痛症と診断される）
□鼻づまり　気候によって鼻が詰まる（慢性副鼻腔炎と診断される）
□ニキビがよくできる　背中に湿疹ができやすい（毛嚢炎と診断される）
□手汗、足汗が出る（手足多汗症と診断される）
□耳鳴りや耳の詰まり感、閉塞感が出る（耳管狭窄症・開放症と診断される）
□虫歯がないのに歯が痛い
□季節の変わり目や温度変化で蕁麻疹が出る（季節性蕁麻疹・寒冷蕁麻疹と診断される）
□春や秋、季節の変わり目に手先足先の皮が剥がれる（汗疱・掌蹠膿疱症と診断される）
□寝起きの立ちくらみ　倦怠感や動悸　頭痛を繰り返す（起立性調節障害・ODと診断される）
□まぶたがピクピクする（眼瞼痙攣・眼瞼ミオキミアと診断される）
□膀胱炎を繰り返す（無菌性膀胱炎と診断される）
□のどがイガイガする　何か詰まっている感じがする（咽喉頭異常感といわれる）
□急に手が腫れたり足が腫れたりする（CRPS・複合性局所疼痛症候群と言われる）

いかがでしたか？
おそらくほとんどの人が首コリ状態にあるのではないでしょうか。
次章では鍼治療が首コリになぜ有効かを述べたいと思います。

第2章

鍼治療が首コリに効くこれだけの理由

病名がわかったら安心、というのは間違い

前章では「不定愁訴」としてひとくくりにされる、さまざまな体調不良を中心に首コリとの関連について書きました。本書を手に取った人は程度の差こそあれ身体のどこかに不調を感じているでしょうから、「そうだったのか！」と改めて首の重要性に気づかれたのではないでしょうか。

繰り返しになりますが、私が特に問題だと思うのは症状を抑えるための薬の処方が「治療」になってしまっていること。もちろん「治療」には「症状を軽減させるための行為」という意味もありますが、本質的には「病気やケガの原因を突き止めて治癒を目指すこと」だと思います。

それには痛みやしびれ、さまざまな体調不良の根本の原因がどこにあるのかを知らなくてはいけません。現代の医療現場は専門化・細分化が進み、医師たちは自分の専門領域の知識で診断を行い、症状を緩和させるために薬を処方します。

ただ、それは対処療法であって、根本原因の解決には至らないことが多いというの

が私の印象です。ある診療科で状況が変わらなかったら、次の診療科へ。ある病院から次のクリニックへ、セカンドオピニオンを求めて受診する……それでも芳《かんば》しい結果が得られない。

患者さんは一刻も早く体調不良から解放されたいはずですから、その気持ちはわかります。そしてある病名を告げられると何か原因がわかったような気がして安心してしまう。でも、それは特定の病気にカテゴライズされただけで、根本原因が突き止められたわけではありません。

コリによって、筋肉は本来の働きができなくなる

今ようやく、首コリがさまざまな不定愁訴の原因になり得ると、医療現場でも認識されるようになってきました。以前は症状のある箇所に目を奪われ、首コリに目を向けるなど、ほとんどの医師は考えてもいなかったでしょう。

首コリはまさに医療現場の盲点と言えます。

では、コリとはなんでしょうか。

首は、ボウリングのボールほどの重さ（約6キロ）の頭部を支えるので、私たちが起きている間ずっと、首の筋肉に負担がかかっています。負担が続けば当然、筋肉は疲れます。筋肉が15分くらい引っ張られたままの状態でいると栄養分の代謝が進み、活性酸素が作成されるなどして、筋肉が疲労します。緊張を解いて緩めると酸素と栄養が供給されます。適度に緩ませながら使っていけば、筋肉にコリはできにくいのです。

スマホ首のところでふれましたが、長時間スマホを手にうつむいたままの姿勢を続けると、首の筋肉は同じ箇所にテンションがかかる状態となり、緩められないため、疲労していきます。

この筋肉疲労の状態が続くと、筋肉本来の動きができなくなり、柔らかさが失われて硬くなっていきます。いわゆる「凝っている」状態です。

私はさまざまな筋肉、神経、血管の集まる首を「ハブ空港」にたとえました。首コリが常態化すると、ハブ空港が機能不全に陥るように、首も本来の役目を果たせなくなります。

6キロほどの重さを支えるのですから、首にはある程度の強度が必要です。男性と女性を比べると、一般的には女性のほうが首は細く、華奢な体形になります。細い首は筋肉量も少ないため、首コリに悩む割合は男性よりも女性のほうが多いようです。

女性特有の不調にも首コリが関わっている

当院には、更年期障害で悩む女性の患者さんが多く来院します。更年期障害ではホルモンバランスの乱れが原因となり、自律神経失調症状があらわれます。これも根本原因は首コリであることが多いのです。

女性特有の症状としてPMS（月経前症候群）もあります。膨満感、腹痛、便秘、下痢、吐き気、頭痛、乳房痛、乳房の張り、腰痛、過食、食欲不振、肩こり、むくみ、めまい、肌荒れ、ニキビ、動悸、抑うつ症状、イライラ、不安感、集中力の低下、無気力、疲労、睡眠過多、不眠など、多くの症状がこれに含まれます。病院では、現在あらわれている症状を抑えるための投薬が治療の中心になりますから、なかなか改善しない人もいます。

PMSの原因ははっきりしていませんが、ホルモンの影響だとしたら、やはり自律神経の乱れが背景にあり、首コリが関係していると考えられるでしょう。

では、どうすれば首コリを解消できるのでしょうか。さまざまな治療法がありますが、最も有効な手段の一つが「鍼治療」です。

2007年、私は「はりとお灸と整体の治療室　おざわ荘」を開院しました。当時は私一人、アパートの一室での開院でしたが、ありがたいことにたくさんの患者さんに利用していただき、2009年には移転して「国立おざわ鍼灸・整骨院」を開業しました。

おざわ荘時代から数えると約18年。さまざまな症状を訴える患者さんに鍼を打ちながら、私はずっと鍼治療の可能性について考えてきました。

当院には、病院で診断を受け、薬の服用などの治療を続けるものの、納得できる効果が得られなかった患者さんが大勢やって来ます。薬で症状を一時的に抑えているだけという意識を持っている人がほとんどで、私が首コリが原因だと言うとみなさん驚きます。

大きな病院ほど診療科が細かく分かれ、担当医師はその道の専門家ですから、自分の専門知識や経験をもとに診療します。逆に言うと、専門外のことはあまり気を配らないかもしれません。そこに落とし穴があるのではないかと、患者さんの全身を見ている私は思うわけです。

とりわけ不定愁訴など、さまざまな症状が複合的に絡み合って不調を生み出している場合、特定の領域の専門知識や経験だけでは肝心なところを見逃している可能性もあるのではないでしょうか。

そこに私たち鍼師がお役に立てる面があるのだと思います。

鍼治療は「全科対応」。鍼師は鍼一本で勝負する

当院のような鍼灸院に細かな診療科はありません。一人ひとりの患者さんに最適な対応ができるところが鍼治療のメリット。

私はよくこう言います。「鍼灸院は全科対応だ」と。

これまで鍼を打ってきた患者さんの症状を、病院の診療科にあてはめるとどうなるか。ちょっと整理してみました。

以下、列記します。

リウマチ科

内科
循環器内科
呼吸器内科
小児科
整形外科
歯科・口腔外科
消化器内科
産婦人科
皮膚科
眼科
精神科
心療内科
耳鼻咽喉科
脳神経外科・内科
外科

腎・泌尿器科

まるで大きな総合病院のようですが、我々は鍼1本で毎日これだけ幅広い症状の患者さんに対応しています。

私が「全科対応」だと言うのはそういう意味なのです。

皮膚、筋肉層の下にあるコリに直接アタックできる

当院の待合室は世代にとらわれない。来院される患者さんは60代以上の年配の方だけでなく、30～50代の働き盛りから、20代未満の若い世代まで、性別を問わず訪ねてきます。症状も、腰痛や肩こりだけでなく、メンタルヘルスに関するものもあれば、逆流性食道炎や更年期障害まで不調を訴えてこられます。治療部位も、首・肩はもちろん、全身に及びます。

意外に知られていないのですが、日本にあるさまざまな医療系国家資格の中で、患者の体内に、外科的な施術ができる資格は医師と歯科医師、鍼師、この3つしかあり

ません。そう、鍼師は外科医の役割も負っているのです。医師はメスなどの道具を使って外科手術を行い、鍼師は体内に鍼を刺入して治療します。

ひと言で鍼治療といってもさまざまで、東洋医学的な手法による治療、中医学的な手法による治療、西洋医学的な観点からの治療があります。詳しくは後述しますが、私の場合は、筋肉に生まれたコリに対して鍼を直接あてていく「トリガーポイント治療」を行っています。

鍼を打つ技術の基本は東洋医学、中医学にあるものの、治療のベースになる考え方は西洋医学。そういう意味で、私を含めた当院の鍼師たちは「ハイブリッドな鍼師」と言えるかもしれません。

筋肉のコリを解消する方法として、みなさんが最もイメージしやすいのはマッサージでしょう。

コリを感じる部分をマッサージでほぐしてもらうと、確かに気持ちがいいですね。その直後はかなり症状が軽くなった気がしますが、時間の経過とともに元に戻ってしまいます。

薬の服用と同じく、一時的に症状を抑えることはできても、根本原因であるコリを完全になくすのは難しいのではないでしょうか。

マッサージの効果は認めます。ですが、筋肉の層は厚い部位だと10センチを超える箇所もあります。皮膚の表面からマッサージを行っても、筋肉の層の下にあるコリにはなかなか届かないと思います。

そんな厚い筋肉の層の下にあるコリに対して、直接、物理的な刺激を与えられるのは鍼治療しかありません。

中国から伝わり、独自の発展を遂げた日本の鍼

私はよく、こんなたとえ話をします。何枚も重ねたクッションの間に卵を入れて、クッションを上から押したとします。かなり力を込めて押しても、なかなか卵は割れないはずですが、細い棒をクッションの間に差し込めば、卵を直接叩いて割ることができます。

重ねたクッションが筋肉の層、卵が層の間にあるコリ、そして細い棒が鍼治療に使う鍼です。鍼のほうが合理的に、コリを対してアプローチできるのがイメージしてもらえるはずです。

筋肉を面でとらえるマッサージの場合、刺激（圧）が強すぎると筋肉や組織が損傷して、いわゆる「もみ返し」が起こることもあります。ところが鍼治療は点、ピンポイントでコリの部分を狙うため、基本、そうした反応はありません。

西洋医学にとってコリは盲点だと指摘しましたが、はるか昔、古代中国で鍼治療が生まれた頃から、鍼師はコリのパイオニアとして治療にあたってきました。ここで少し、鍼治療の歴史についてふれてみたいと思います。

古代中国で発明された砭石《へんせき》、または石鍼《いしばり》が鍼治療の起源で、主に石を研《と》いで鋭くした刃先で傷口の膿《うみ》を破ることに使われていたようです。後に、動物の骨を使った骨鍼、竹でできた竹鍼、陶器の破片を使った陶鍼などに発展していきます。現在の金属製の鍼が生まれたのは、春秋戦国時代の頃。黄河文明の地で発展した経絡《けいらく》の概念や医学、陰陽論などと結びつき、鍼治療が確立していきます。

日本に鍼灸などの伝統的な中国医学がもたらされた背景には、遣隋使、遣唐使の存在があります。伝来した漢字をもとに「ひらがな」「カタカナ」という独自の文字を生み出したように、日本人は海外の文化を取り入れ、独自の解釈で再構築するのが得意な民族として知られています。

これは鍼治療でも同じです。平安時代中期、丹波康頼《たんばのやすのり》によって編纂された日本最古の医学書である『医心方《いしんぼう》』には、東洋医学の概念よりも簡便化された鍼治療が記載されています。

五行学説を軸に治療を行う中医学に学ぶ

手技についても、日本の鍼治療は独特の進化を遂げてきました。安土桃山時代には、御園意斎《みそのいさい》が金や銀の鍼を木槌で打ち込む打鍼法を、江戸時代になると杉山和一《すぎやまわいち》（検校とも呼ばれる）が管鍼法を提唱し、「鍼治学問所」を創設します。

管鍼法は、鍼管と呼ばれる金属（現在はプラスチック製）のストロー状の管に鍼を挿入し、わずかに出た柄の部分を軽く叩いて、鍼をスムーズに挿入する方法のこと。患者さんが痛みをほぼ感じることなく施術できる日本独自の手法です。

杉山和一の影響は大きく、管鍼法は日本の鍼治療における主流の技法となっていきます。

そうした手法は日本独自のものでも、鍼治療の基本的な考え方は中国の五行《ごぎょう》学説にもとづいています。宇宙間のすべての事物は「木・火・土・金・水」という5種類の物質の運動（働き）や変化によって生成されると考えるのが五行学説。

五行の間には「相生《そうせい》（相互に生み出す）、相克《そうこく》（相互に制御する）」という関係があり、病気の診断と治療もこの関係性の下《もと》に行われます。

人体の生理バランスを整えるための治療

木火土金水にはそれぞれ、次のように人体の臓腑と感情が属すると考えます。

木……肝　担　筋　目　涙　爪　呼　怒

火……心　小腸　脈　舌　汗　面　笑　喜

土……脾　胃　肉　口　涎　唇　歌　思
金……肺　大腸　皮　鼻　涕　毛　泣　悲
水……腎　膀胱　骨　耳　唾　髪　呻　恐

五行はそれぞれ相生、相克の関係性で成り立っています。

五行の相生

木は火を生じ、火は土を生じ、土は金を生じ、金は水を生じ、水は木を生ず。

つまり、木が燃えて火が生じ、火が燃えたあとには土が生じ、土から鉱物（金）が生じ、金は水を生じ、水は木を成長させるというように、サイクルに沿って相手を強め、相互に生産、助長する関係にあります。

五行の相克

水は火に勝ち、火は金に勝ち、金は木に勝ち、木は土に勝ち、土は水に勝つ。

つまり、水は火を消し、火は金を溶かし、金（刃物）は木を切り倒し、木は土を押しのけて成長し、土は水をせき止める。お互いに制約、抑制する関係にあるという考えです。

この相生と相克は自然界のすべての事物の間に存在し、運動変化における正常な法則だと考えられており、中医学では人体の生理バランスも五行でとらえます。人体になんらかの不具合、不調が起こった場合、五行のバランスが崩れていると考え、医師が脈診、舌診を行い、漢方薬を処方し、該当する個所に鍼治療を行うのです。日本の多くの鍼灸院もまた、五行の考えをベースに治療を行っています。

コリは画像に映らないため、盲点になってしまう

前章でふれたように、近年では西洋医学でも頚性神経筋症候群が認識され、「首コリはさまざまな症状に関係がある」と考えられるようになってきました。ただ、これは西洋医学が頼りにする画像検査でコリは映りません。それに専門的な訓練を受けていないと、触診でコリをチェックするのは難しいでしょう。

また、西洋医学でコリに対処しようとすると、だいたい次のような内容になるので

中医学の基本的な考え方〜五行学説

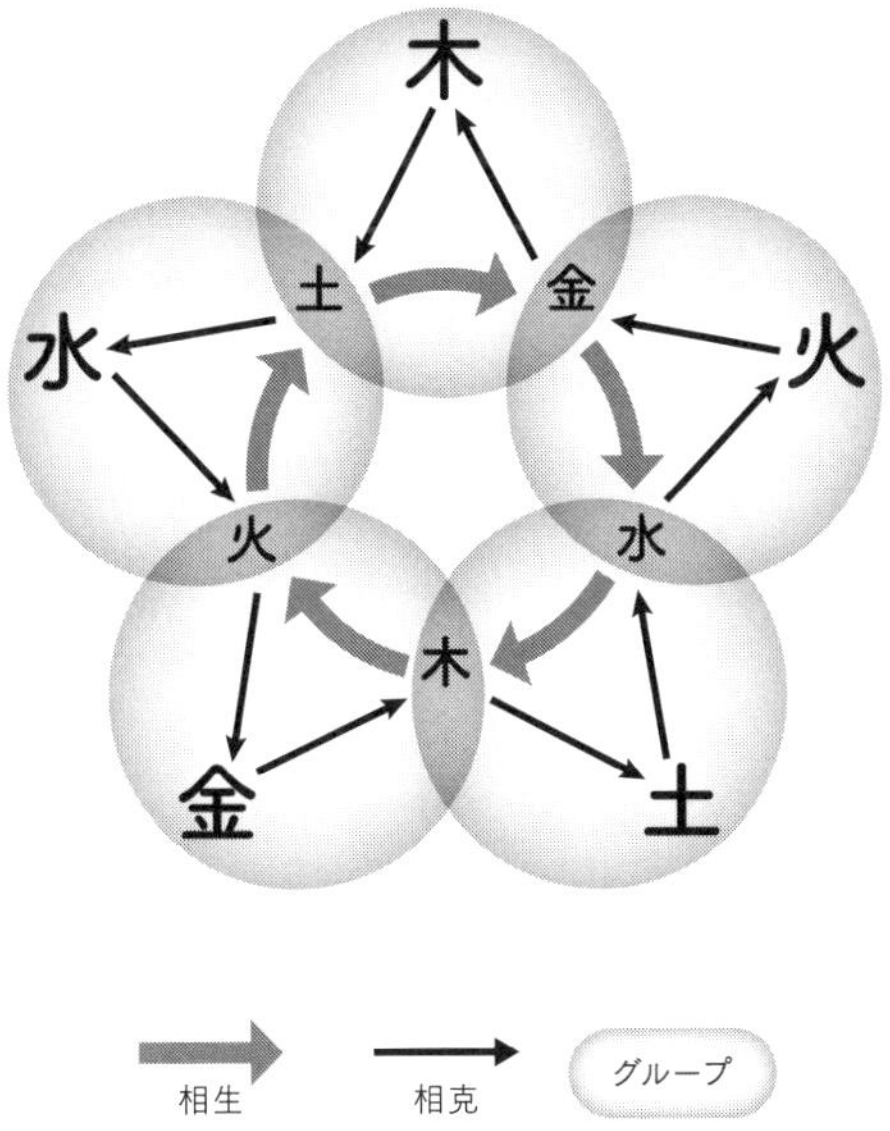

はないでしょうか。

・患者に「どこが凝っているか」を問診
・痛みなどを緩和させるための服薬、注射
・血行をよくするための電気治療
・患部に対しての湿布
・自宅の風呂で筋肉の緊張をほぐす
・適度な運動をすすめる

ここでも対処療法的な治療に留まり、不定愁訴や、慢性的な疼痛の根本原因の解消につながるかは疑問です。多少、血行促進の効果はありそうですが、これは何も西洋医学に限った対処法ではありません。

当院には長年、頭痛に悩んでいる患者さんが多く来院します。病院の脳神経外科を受診し、画像診断では異常なし。薬を処方されると一時的に痛みは緩和されるものの、薬がなくなれば元に戻ります。

場合によっては以前より痛みを感じる間隔が短くなった、という声も聞きます。

私に言わせれば、頭痛の素、根本原因である首コリはそのまま放置されているのですから、無理もないことだと思います。首コリという盲点に気づかなければ、多くの患者さんは痛みからも体調不良からも解放されません。

あたかも最後の砦のように患者さんが鍼治療のドアを押して来てくれるのは、実はどこか他にこの症状を生む原因が潜んでいるのではと、感じ取っているからではないでしょうか。

WHOも鍼治療の効果を認めている

西洋医学がコリに注目するはるか以前、古代中国の時代から、鍼師はコリと向き合ってきました。鍼師はコリのパイオニア。西洋医学の盲点である首コリにも、鍼治療によって直接アプローチすることができます。私が日々、鍼を打ち続けるのも、こうしたアプローチへの探究心がエネルギーになっていて、さまざまな不定愁訴や慢性痛の解消に貢献できるという喜びを感じているからです。

私だけが異端児のように声高に叫んでいるかというとそうではなく、WHO（世界保健機関）も鍼治療の効果があると予想される疾患を公開しています。以下、参考までに適応例を記載しておきます。

神経系疾患

神経痛・神経麻痺・痙攣・脳卒中後遺症・自律神経失調症・頭痛・めまい・不眠・神経症・ノイローゼ・ヒステリー

運動器系疾患

関節炎・リウマチ・頚肩腕症候群・頚椎捻挫後遺症・五十肩・腱鞘炎・腰痛・外相の後遺症（骨折、打撲、むちうち、捻挫）

循環器系疾患

心臓神経症・動脈硬化症・高血圧低血圧症・動悸・息切れ

呼吸器系疾患

気管支炎・喘息・風邪および予防

消化器系疾患

胃腸病（胃炎、消化不良、胃下垂、胃酸過多、下痢、便秘）・胆嚢炎・肝機機能障害・肝炎・胃十二指腸潰瘍・痔

代謝内分泌系疾患

バセドウ病・糖尿病・痛風・脚気・貧血

生殖、泌尿器系疾患

膀胱炎・尿道炎・性機能障害・尿閉・腎炎・前立腺肥大・陰萎

婦人科系疾患

更年期障害・乳腺炎・白帯下・生理痛・月経不順・冷え性・血の道・不妊

耳鼻咽喉科系疾患

中耳炎・耳鳴・難聴・メニエル氏病・鼻出血・鼻炎・ちくのう・咽喉頭炎・へんとう炎

眼科系疾患

眼精疲労・仮性近視・結膜炎・疲れ目・かすみ目・ものもらい

小児科系疾患

小児神経症（夜泣き、かんむし、夜驚、消化不良、偏食、食欲不振、不眠）・小児喘息・アレルギー性湿疹・耳下腺炎・夜尿症・虚弱体質の改善

上記疾患のうち「神経痛、リウマチ、頸肩腕症候群、頸椎捻挫後遺症、五十肩、腰

痛」は、わが国において鍼灸の健康保険の適用が認められています。

いかがでしょうか。すでに世界中で鍼灸は治療法の1つとして認められていることがおわかりいただけたと思います。

欧米では鍼治療のステイタスがぐんぐん向上

実際、世界の医療界で鍼治療はどう位置づけられているのでしょうか。2019年のデータですが、WHOのレポートを見ると、鍼治療が行われているのは113か国となっています。

アメリカでは、国民健康調査（National Health Interview Survey）のデータから、2002年から2022年の20年間に、保険適応された鍼治療の利用者が1パーセントから2・2パーセントと倍以上に。2022年では、利用者の7割以上が痛みのコントロールのために鍼治療を受けていました。

最近、アメリカの内科学会のガイドラインでは腰痛への鍼治療が推奨され、メディケア（65歳以上の公的医療保険制度）でも鍼治療を採用。ヨーロッパでも、うつ病の治療で鍼やヨガが注目されています。西洋医学に頼ってきた各国が鍼治療の効果に気づき始めたのです。

研究によると、鍼治療は腰痛、頸部痛、変形性関節症の痛み、術後の痛みなど、いくつかの痛みに対して有効かもしれないという報告が示されています。とりわけ、乳がん患者に使用されるアロマターゼ阻害剤の使用に伴う、関節痛の緩和に役立つかもしれないとの報告はもっと注目されるべきでしょう。

ではここで、「疼痛」についてもう少し見ていきます。痛みのことを医学用語では疼痛と記します。

鍼治療の有効さが示されている痛み

腰痛や頸部痛
変形性関節症
頭痛や片頭痛
筋・筋膜性疼痛症候群
坐骨神経痛

術後疼痛
がんの痛み
慢性前立腺炎／慢性骨盤痛症候群
過敏性腸症候群
線維筋痛症

人間、長引く痛みほど耐えがたいものはありません。

ここに述べた数々の痛みに、鍼治療は一定の効果があると認知されてきたのは本当に喜ばしいことです。

アレルギー、女性特有の悩みにも効果

痛み以外にも、少なくとも50の健康問題に対しての研究が行われています。次頁に示すように、鍼治療は季節性アレルギー症状、女性の緊張性尿失禁、がん治療に伴う嘔気《おうけ》等の緩和に有効かもしれないというエビデンスも得られています。ちなみに嘔気

とはゲーと吐きそうになること。吐き気は実際に物を口から吐きそうな切迫した悪心のことを言います。

鍼治療の有効さが示されている症状

季節性アレルギー（アレルギー性鼻炎または花粉症）
尿失禁
がん患者における治療関連の嘔気と嘔吐
喘息
うつ
不妊
手根管《しゅこんかん》症候群
更年期によく見られるホットフラッシュ（ほてり）

また最近では、喘息《ぜんそく》患者の症状緩和や生活の質の向上にも鍼治療が有効かもしれないと期待されています。

解剖学を学んで鍼を極めたいと思った

この章の最後に、私が鍼師を志したいきさつについてお話しします。

高校生の頃、私が志望していたのは大学の医学部への進学でした。将来は医師として患者さんを救いたいと思い、医学部の選抜コースへ。地域の秀才たちが集まるコースで、私はちょっと異質な存在だったと思います。

6歳から本格的に空手をやっていたこともあり、根は体育会系。武士道を好み、やんちゃなタイプでもあったので、まわりの秀才たちとはソリが合いませんでした。居心地の悪さを感じながら勉強していましたが、ある日、ふと思いました。医学部に入ったとして、その後の自分の人生はどうなるだろうと考えたのです。

今、国立おざわ鍼灸・整骨院がある場所は、私の祖父が所有していた土地です。高校生の頃から、将来はここで独立して開院したいと思っていましたが、医学部に進むと学部が6年、研修医時代を経て、医療機関でキャリアを積み、独立する頃には30代半ばを過ぎているだろう。せっかちな私にとって、それは時間がかかりすぎる。

その頃、新しく東洋医療系の専門学校が開設されることを知り、そこで中医学や東洋医学に興味を持ちました。調べてみると、これがなかなかおもしろい。
「そうか。西洋医学は他のやつらにまかせて、オレは東洋医学を極めよう！」
今思えば短絡的な発想でしたが、その専門学校へ入学しました。突然、方針転換したのです。

その専門学校には中国人の先生が2人いました。私は「本場の技術を習得したいから留学したい」と先生に言いました。すると、話がとんとん拍子に進み、遼寧中医《りょうねいちゅうい》大学に留学します。そこで中医学について幅広く学ばせてもらいましたが、いちばん印象に残っているのは解剖学の授業です。想像以上に中国は西洋医学を学んでいて、日本人がイメージする東洋医学とはちょっと違う研修を行なっていました。

骨格、筋肉、腱などを含め、人体の構造をリアルに確認できたのは、その後の鍼師としての私の活動に大きな影響を与えました。遼寧中医大学では鍼灸学課程、解剖学課程、推掌研修課程を修了しました。

帰国後、はり師・きゅう師の国家資格を取得し、すぐに独立して施術にあたるようになります。

交感神経緊張社会の今、鍼の必要性が増している

2007年に鍼灸院を開設し、18年目となる2024年。

1日平均80名、多いときは100名を超える患者さんが当院にやってきます。スマホ首が象徴するように、首コリが原因となる自律神経の乱れが、私の指先の鍼の感触から手にとるようにわかります。

さまざまな体調不良、痛み、しびれ、不快感などの症状に悩まされている人が増え続けている今、鍼治療の存在意義はますます高まっていると感じます。

自律神経のバランスを整える薬はありません。

ですが、自律神経の乱れを治す技術はあります。それが鍼治療です。

そのなかでも、私は痛みの素「トリガーポイント」にフォーカスした治療を行っています。事実、医師を含めた多くの患者さんからこの治療法を肯定した声をいただいています。

ここまで、首コリが引き起こす自律神経の乱れが、不定愁訴や体調不良の根本原因

であること。首コリを解消するための外科的な手法として、鍼治療が有効であることを述べました。

次章から、一億総首コリ時代、交感神経緊張社会だからこそ、多くの人に体験してもらいたい「トリガーポイント治療」について詳しくお伝えします。

第3章

あなたの身体に潜むトリガーポイントの秘密

痛いところ＝痛みの原因ではない

「痛いのはどこでしょうか？」

腰、肩、手足などに痛みやしびれを感じて病院を訪れると、担当の医師がだいたいこう尋ねて診察が始まります。患者が「腰がズキズキして痛い」「肩が上がらない」「手の指先がしびれて、時々震える」などと答えると、痛い場所＝病変部と捉えて対応します。

病変部とは「体の中で病的変化が起こっている部位のこと」で、そこを狙ったマッサージや電気治療など処置を施し、痛み止めと湿布を処方する……今日この瞬間も、これが一般的な治療として行われ、そこに疑問を抱かない人がほとんどではないでしょうか。

「患者さんが痛いと言っているのだから、そこを治すのはあたり前だろう」と思う人がほとんどのはず。

肩や首、腰などの痛み、しびれ、痙攣など、身体の異常を知らせる不快な感覚の総称が「疼痛」で、実は日本は疼痛疾患に対するアプローチが遅れていると言われています。超高齢者社会の日本では慢性の痛みに苦しみ、病院を訪れる患者の数がどんどん増えているのです。

患者さんが痛いという部分に処置をして、痛み止めと湿布を処方するやり方が正解なら、痛みに悩む患者の数は減るはずです。でも、逆に増えているという事実をどう受け止めればよいのか。矛盾していますよね。なぜか。慢性疼痛の場合、患者さんが痛いと訴えているところが「病変部ではないケース」があるからです。

トリガーポイントを知らずに痛みの解決はない！

当院の患者さんで長年、腰痛と足のしびれに苦しみ、病院では「坐骨神経痛」と診断された男性がいました。通院して、痛いと感じる腰、しびれを感じる膝に電気治療を受け、痛み止めの薬を処方してもらっていましたが、状況は変わらず。これは、私に言わせると「変わらなくても無理はない」です。病変部は別にあるのに、それを見逃して、その場しのぎの治療になっているからです。

例えば、例にあげた男性のような腰の慢性的な痛み、足先までのしびれの原因は、お尻の中臀筋《ちゅうでんきん》と呼ばれる筋肉にあることが多いです。他にも、いわゆる五十肩によくある肩の前の痛みの原因となるのは、棘下筋《きょくかきん》という肩甲骨の背面の筋肉の場合が多い。顎が痛い場合は、咀嚼筋《そしゃくきん》と呼ばれる筋肉が原因。慢性的な頭痛の多くは、首の筋肉のコリが原因になります。

このように慢性疼痛の場合、「患者が痛いというところが病変部とは限らない」、つまり根本原因ではないかもしれないという視点を持つのが重要です。

痛みを生み出す根本原因となるのが、本書の最重要テーマである「トリガーポイント」。私はそう考えて鍼治療に臨んでいます。実際に手応えを感じているからこそ、公にしたいと思ったのです。

では、トリガーポイントについて説明しましょう。

トリガーポイントは「痛みの引き金となる点」という意味で、首に限らず、身体のあらゆる部位に出現します。筋肉は筋線維という線維が束になったものですが、血液やリンパ液の循環不良などで筋肉が疲労すると、グリグリ押したときに硬さを感じる「筋硬結《きんこうけつ》」ができます。これがコリで、トリガーポイント形成の第一段階です。

慢性疼痛の原因は「筋硬結」にあり

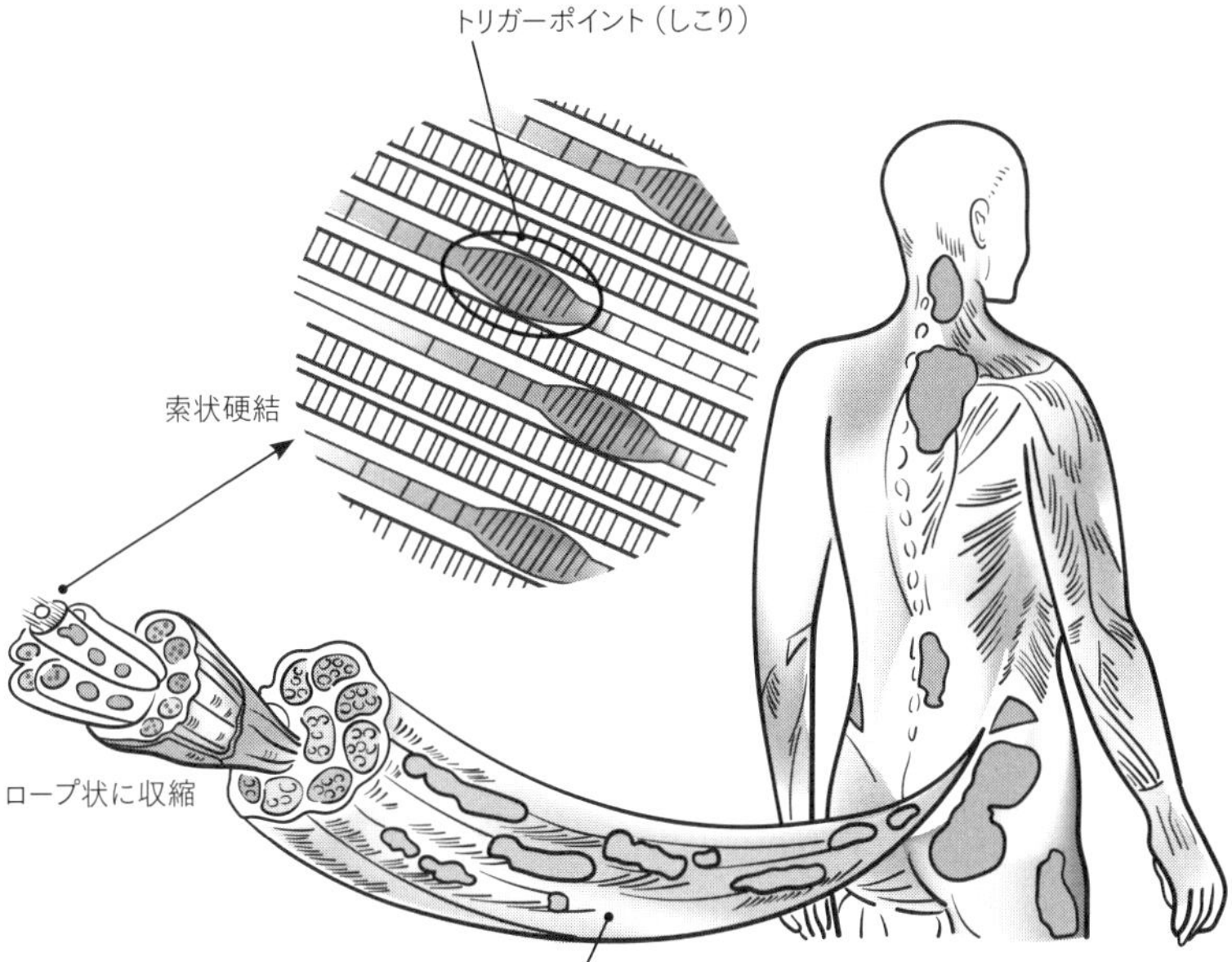
筋肉
同じ姿勢を長く続けるなど血行不良が続くと、
筋硬結（こり）ができる

冷えやストレス、過労、睡眠不足、同じ姿勢を長時間続ける……などが原因となって筋硬結がロープ状の塊「索状硬結《さくじょうこうけつ》」となり、これを放置するとさらに硬いしこり状のポイントができます。

これがトリガーポイント（痛覚過敏点）です。

疼痛やしびれ、関節痛、さらに自律神経失調に関連するさまざまな症状の引き金になるポイントです。トリガーポイントの存在を知らずに「どこが痛いですか？」と問診しても、痛みの発信源にはたどりつきません。また、電気治療やマッサージは「面」へのアプローチなので一時しのぎの治療になりやすいのです。

トリガーポイントが示す「第4の痛み」

トリガーポイントの発祥概念には諸説ありますが、1980年代、アメリカの医師によって初めて発表されたというのが有力です。日本では1999年に関西鍼灸短期大学の黒岩共一先生がトリガーポイント・アプローチに関する本を出版し、広く知られるきっかけになりました。

トリガーポイントの医学的意義は、痛みに新しい定義を加えたところにあります。トリガーポイント以前は、痛みは次の3つに分類されていました。

侵害受容性疼痛

ケガや火傷を発生したときなどの痛み。ケガをすると、その部分に炎症が起こり、痛みを引き起こす物質が集まってきます。つねったときの痛みや熱いものに触ったときの痛みも含まれます。

神経障害性疼痛

何らかの理由で神経が障害され、痛み、しびれ、知覚異常、筋力低下、筋委縮などの症状が出ます。

心因性疼痛（痛覚変調性疼痛）

不安やストレスが原因となって、傷や炎症、神経の障害はないのに、痛みを感じてしまう状態です。

この3つは現代医学で説明できる痛みですが、ここに含まれない痛みがあることに気がつく人が出てきました。

原因を説明できず、レントゲンやMRIなどによる画像診断でも異常が確認できない場合、「原因不明の痛み」として扱うしか、ありません。第4の痛みの定義が必要になり、新たに「筋・筋膜性疼痛」という痛みが定義されました。

筋・筋膜性疼痛

筋肉や靭帯に存在する機械受容器《きかいじゅようき》(mechanoreceptor)が過敏になり、筋肉を動かすときの刺激や、虚血産物などによって引き起こされる痛みのことです。機械刺激を受ける受容器は、触覚、聴覚、重力覚、平衡覚、圧覚、張力覚、振動覚などがそれに該当します。ここで言う刺激とは物理的な力のことで、西洋医学では筋肉は運動器官であって、痛みを感じる器官としては見過ごされてきました。

その意味でトリガーポイント理論では、筋肉の痛みを明らかにしたところが画期的だったと言えます。

痛みの認知について、脳は意外に曖昧？

痛みを認識するのは脳です。実は人間の脳は、痛みの感じ方の伝達は意外に曖昧なものと言われています。

切り傷の痛みは、皮膚からの出血、傷口を視覚で容易に確認できるため一目瞭然です。では、筋肉の痛みはどうでしょう。肩こり腰痛にしろ頭痛にしろ、身体の内部の痛みは直接視認できないため、実は脳は正確に捉えられないことが多いのです。

視認と痛みの関係をわかりやすく説明しましょう。夜、寝ているとき、蚊に足を刺されたとします。足に痒《かゆ》みを感じて指でかくものの、部屋の照明が消えていると、刺された場所を一発で探すのは難しいもの。

まず、だいたいここらへんという範囲を指でなぞり、かきます。最初は大きくかいて、少しずつ範囲を狭くしながら痒いところに指先があたると「ここだ！」と、脳はようやく正確に認識するのです。この「ここだ！」（ここが痒い場所、痛い場所だ）という感覚がとても重要で、専門用語で「認知覚」と呼びます。

もう一つ、例を挙げましょう。虫歯が痛むとき、自分では「右の奥から3本目が痛い」と思っても、歯科医で冷たい空気をシュッと吹きかけられると「そこだ！」と思い、それが４本目だったというような経験はありませんか？　歯医者で周囲の歯をいじられているうちに「この歯が痛い」と思っていたのとは別の歯だった、というケースも珍しくありません。このように脳は痛みの所在に対して、認知覚が曖昧なのです。

つまり、患者が認知覚を感じられる部位（トリガーポイント）を見つけ、そこにアプローチすることで真の治療が可能になるのです。ですから、鍼師としては認知覚のポイントを探すのがトリガーポイント治療の第一歩となるわけです。

皮膚表面が痛みの根源なら触診でわかるかもしれません。でも、トリガーポイントのほとんどは筋肉の層の奥に発生しているため、ダイレクトにアプローチするには鍼治療が最も効果的なのです。

トリガーポイントは画像診断では見つけられない

今は病院やクリニックでもトリガーポイントの知識を持つ医師が増えていますが、説明する際、強調されるのは「関連痛」です。

トリガーポイントがある場所とは別の領域に拡散する痛みのことで、どこに関連痛が起きるかは人によって異なります。肩甲骨周辺の筋肉のトリガーポイントが引き金となって、腕がしびれる。臀部《でんぶ》の筋肉のトリガーポイントが引き金になって、腰に痛みが出る。首の筋肉のトリガーポイントが引き金になって、慢性的な頭痛が起こる、など。

関連痛が大きな要因となるのは「筋・筋膜疼痛症候群」です。

日本では「筋痛症」とも呼ばれ、刺激やストレス、虚血や反復動作による疲労、過度の使用などにより、筋肉にトリガーポイントが生まれ、それが原因となって痛みやしびれを引き起こす症状を指します。

レントゲンやMRIなどの撮影画像には映らないので、現代医学の盲点になりやすい症状と言えるでしょう。

主な症状は痛み、しびれです。注意したいのは前述した関連痛で、痛みやしびれが起こっている場所が「根本原因ではない可能性が高い」ということ。例えば中臀筋《ちゅうでんきん》というお尻の筋肉にトリガーポイントができると、足の外側に痛みやしびれの症状が起こります。

整形外科を受診して「坐骨神経痛」と診断されたとします。ある人はMRIを撮り、「椎間板《ついかんばん》ヘルニア」「変形性腰椎《ようつい》症」「脊柱管狭窄《せきちゅうかんきょうさく》症」など、診断を受ける病院によって異なる症状名を伝えられるかもしれません。これが実体で、筋・筋膜性疼痛の診断はそれほど曖昧になりがちなのです。

しかし、トリガーポイントの知識があれば、患者さんの話を聞いた段階で「これは中臀筋のトリガーポイントが原因の症状かもしれない」と、推察することができます。

西洋医学的なアプローチの鍼治療

当院で治療を行う場合、最初に患者さんの話を聞きます。でも、「ここが痛い」という言葉をそのまま鵜呑《うの》みにはしません。その痛みを生み出している引き金、トリガーポイントがどこにあるのかを考え、探っていきます。鍼を刺し、「ここだ！」と患者さんがず～んという鈍い響き＝認知覚を感じられるポイントを突き止めて治療することで、痛みの解消につなげていきます。

「筋・筋膜疼痛症候群」による痛み、しびれの範囲は全身に及びます。鍼治療なら、トリガーポイントを探し、鍼先で直接アプローチすることで「ここが根本原因だ！」という痛みの発生源を見つけることが可能です。

鍼灸院を中心に、トリガーポイントの知識がある医師がいる病院では、関連痛の説明と治療を行っています。それだけでも多くの患者さんの症状を緩和したり改善したり、長年の苦しみから解放していると思いますが、当院ではさらに一歩踏み込んだ治療を行っています。

それが自律神経症状です。

本書の冒頭でふれた不定愁訴など、患者さんが口ではうまく説明できない、漠然とした、かつ持続的な体調面の不調。やる気が出ない、だるい、ちょっとしたことでイライラしてしまうなど精神面の不調は自律神経と大きく関わっています。

その自律神経、交感神経と副交感神経のバランスと、トリガーポイントは深く関わっていると私は考えています。

第1章でも触れましたが、交感神経が勝っている現代社会において副交感神経を意図的に優位にもっていくことでバランスを取り戻す、それが鍼治療で可能になると信じているからです。

鍼師として歩み出した当初、私も伝統的な手法で鍼を打っていました。しかし、「どうしてここに打つのか」、科学的な根拠が欠けていると感じていました。そんなときに出会ったのがトリガーポイントです。トリガーポイントを骨格や筋肉などの構造から考えるのは西洋医学的で、とても合理的です。すっと頭に入り、次の瞬間、治療のイメージがぱあっと広がっていきました。

特筆すべきは、鍼先がトリガーポイントにあたったときの「ズーン」という感覚、響きです。患者さん自らそう語ってくれるので、私はますます確信しました。「ここだ!」という認知覚を突き止めたとき、「鍼は根本治療につながる」と思うようになったのです。

「ズーン」とした鈍い響きが特徴

トリガーポイントと自律神経の関係については、確たるエビデンスが医学的に証明されているわけではありません。第1章で、交感神経緊張社会の背景には、首コリが原因の自律神経のバランスの乱れがあると記しました。また、頚性神経筋症候群という見立ては洋の東西を問わず、医療界で浸透してきています。

毎日、何千本という鍼を打っている私の、これは知見です。

首コリには無数のトリガーポイントが隠れています。

私は、鍼で首のトリガーポイントに直接アタックすることで、多くの患者さんの苦しみを解消してきました。腰痛や肩こりといった慢性疼痛だけでなく、不定愁訴と呼ばれる、さまざまな症状を訴える患者さんとも向き合い、確かな手応えを感じてきました。

鍼師は、鍼先で患者さんの身体と対話しています。

症状を聞き、首のトリガーポイントと思われるところに鍼を打つ。これは経験した人にしかわからないでしょうが、鍼を続けて打っていくと「ここにトリガーがある」という感触が、鍼先から指に伝わってきます。これは文章でどの程度伝わるかわからないのですが、患者さんの筋肉中に「おっ!?」と明らかに反応するポイントがあるのです。

ある人は「ズーンと来ました」。ある人は「『ズシン』『ズンッ』と、今まで経験したことのない響きがありました」。表現は人それぞれですが、これは鍼先がトリガーポイントにアタックした証拠。

鍼先で患者さんの身体と対話するのは、鍼師として最も神聖な任務であり、手応えを感じる瞬間でもあります。


この「ズーン」「ズンッ」を頼りに治療を続けていると、患者さんを長年苦しめてきた痛みや不快感、不調が明らかに軽減されていきます。実際に治ったという人もいます。頭痛、慢性的な疲労感、更年期の諸症状、動悸、めまい、耳鳴り、不安感、集中力低下など不定愁訴と呼ばれる多くの症状。便秘や下痢など、消化器に関わる症状。さらに、更年期特有の症状、女性特有のPMS（月経前症候群）など、多くの症状が改善されたり消えたりしたという声が届いています。

トリガーポイントと自律神経の関係については医学的なエビデンスはないと言いましたが、私は自分の体験として「深い関係がある」と確信しています。

そして近い将来、科学的に解明されると信じています。なぜなら鍼治療を通して、トリガーポイントにヒットしたときは神経系に触っているという生の感覚があり、自律神経のバランスが整ったからこそ、首コリが解消し、不快な症状が消えたとしか思えないのです。

私の考えはこうです。

首の筋肉中のトリガーポイントを刺激することで、副交感神経が目覚める。副交感神経が活性化すると免疫機能も活発に働き、ストレスに対する抗力が高まり、本来の神経バランスを取り戻すと。

実際に、消化器系機能が活発になり、お腹がよく動くようになる、お通じがよくなる、ガスが溜まらなくなったという人も多く、これは副交感神経が優位になった証拠と言えるでしょう。

当院のホームページにはさまざまな症例を掲載していますが、そこにある一人ひとりの患者さんの体験と声が、私にとってはこの上ないエビデンスであり、鍼師としての誇りでもあるのです。

負担の大きい首にはトリガーポイントが多発する

では、トリガーポイントは身体のどこにできやすいのでしょうか。

ひと言で言うと、「全身のどこにでもできる」のですが、人体の構造上、できやすい場所があります。それが101ページに掲載したイラスト「異構造接合部《いこうぞうせつごうぶ》」と「筋連結部《きんれんけつぶ》」です。異構造接合部は、組織学的に異なる部位が接している部分を指し、例えば筋肉と骨、筋肉と靭帯《じんたい》、腱《けん》と骨などを指します。

異構造接合部を補足すると、筋肉組織は徐々に腱組織に置き換わり、骨（骨膜）に付着していきます。徐々に組織が置き換わる部位、置き換わって付着した部位が異構造接合部で、ここには大きな負担がかかります。例えば、地面に釘で打ち付けたロープを引っ張ると、最も負担がかかるのはどこでしょう？　もちろんロープを固定している釘の部分ですね。人体だと、筋肉が腱に変わり、骨と付着する部位が前述した釘に該当し、ここにトリガーポイントができやすくなります。

また、筋膜、腱、靭帯、関節包（関節を包む袋状の筋）など、神経が分布する場所もトリガーポイントができやすい場所です。

トリガーポイントができやすいところ（肩の筋肉の場合）

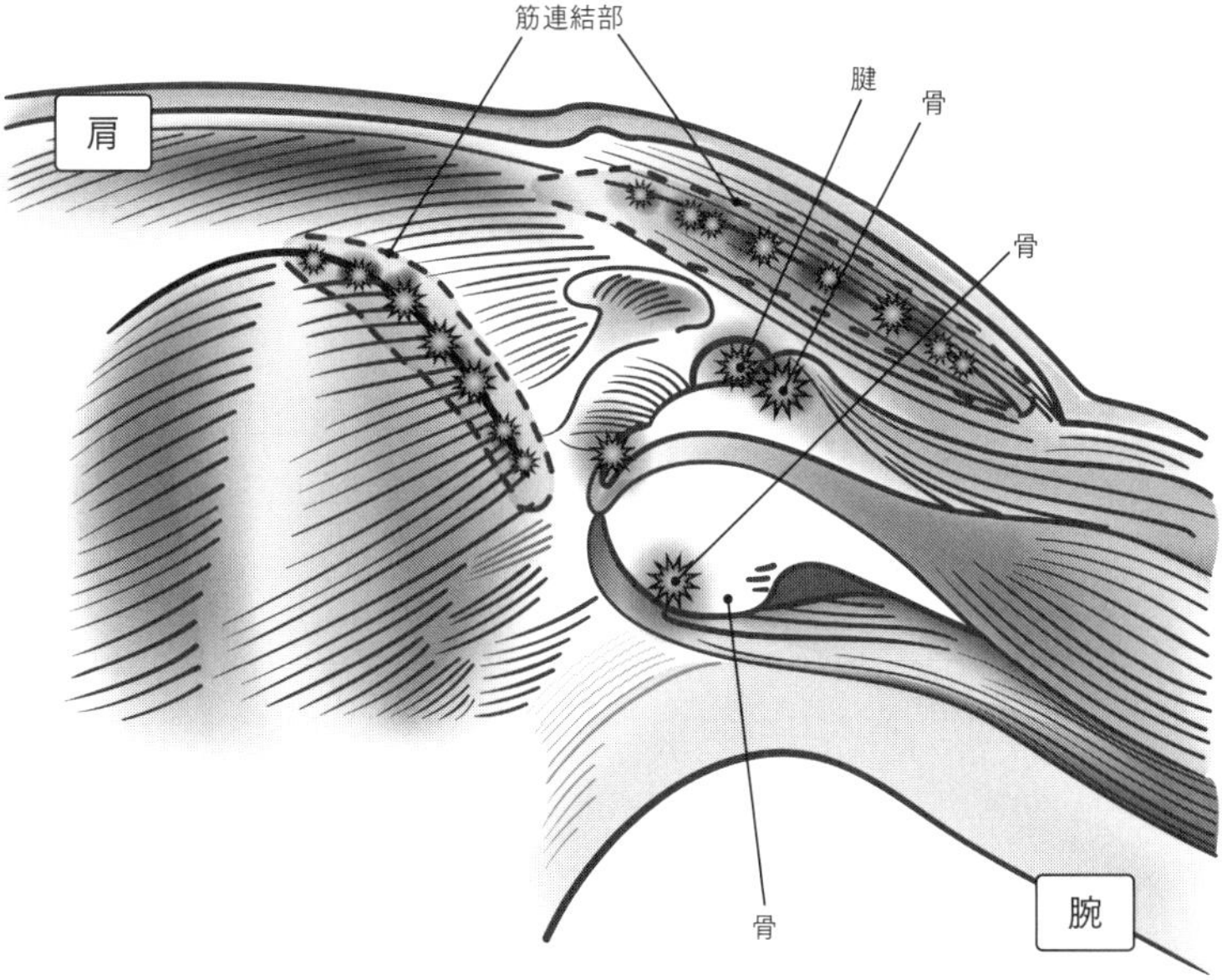

▶筋連結部
隣接する筋肉と筋肉が連結している部分

▶異構造接合部
筋肉が腱に変わるところや、腱が骨に付着するところのように組織の構成が異なる箇所

何度も言いますが、首は最もトリガーポイントができやすい部位の1つです。なぜなら、人体で最も異構造接合部、筋連結部が多い箇所が首だからです。首は約6キロの重さの頭を支えています。しかも支えるだけでなく、重い頭を載せたまま伸展、屈曲、回旋、側屈など、首が動く範囲と方向は複雑で、広域にわたっています。伸展しながら旋回したり、側屈しながら屈曲したり、合わせ技的な動きも含め、首に大きな負荷がかかっているのは第1章で記した通りです。その負荷に耐えるため、骨に沿って細かい筋肉や腱がびっしり集まっています。

頭半棘筋《とうはんきょくきん》、後頭下筋群《こうとうかきんぐん》、僧帽筋《そうぼうきん》など、首の周りの主な筋肉は、構造上どうしてもトリガーポイントができやすいのです。筋肉の名前を覚えるのは難しいし、鍼が打たれたところは自分で見られないので、当院では患者さんに対してよくイラストを用いて鍼が響いた箇所を説明します。肩甲挙筋《けんこうきょきん》も形成されやすい部位です。紹介した筋肉だけにトリガーポイントができるわけではないのですが、参考までにイラストを3点掲載します。

頭半棘筋にトリガーポイントができると目に症状が表れやすいです。この筋肉のさ

頭半棘筋

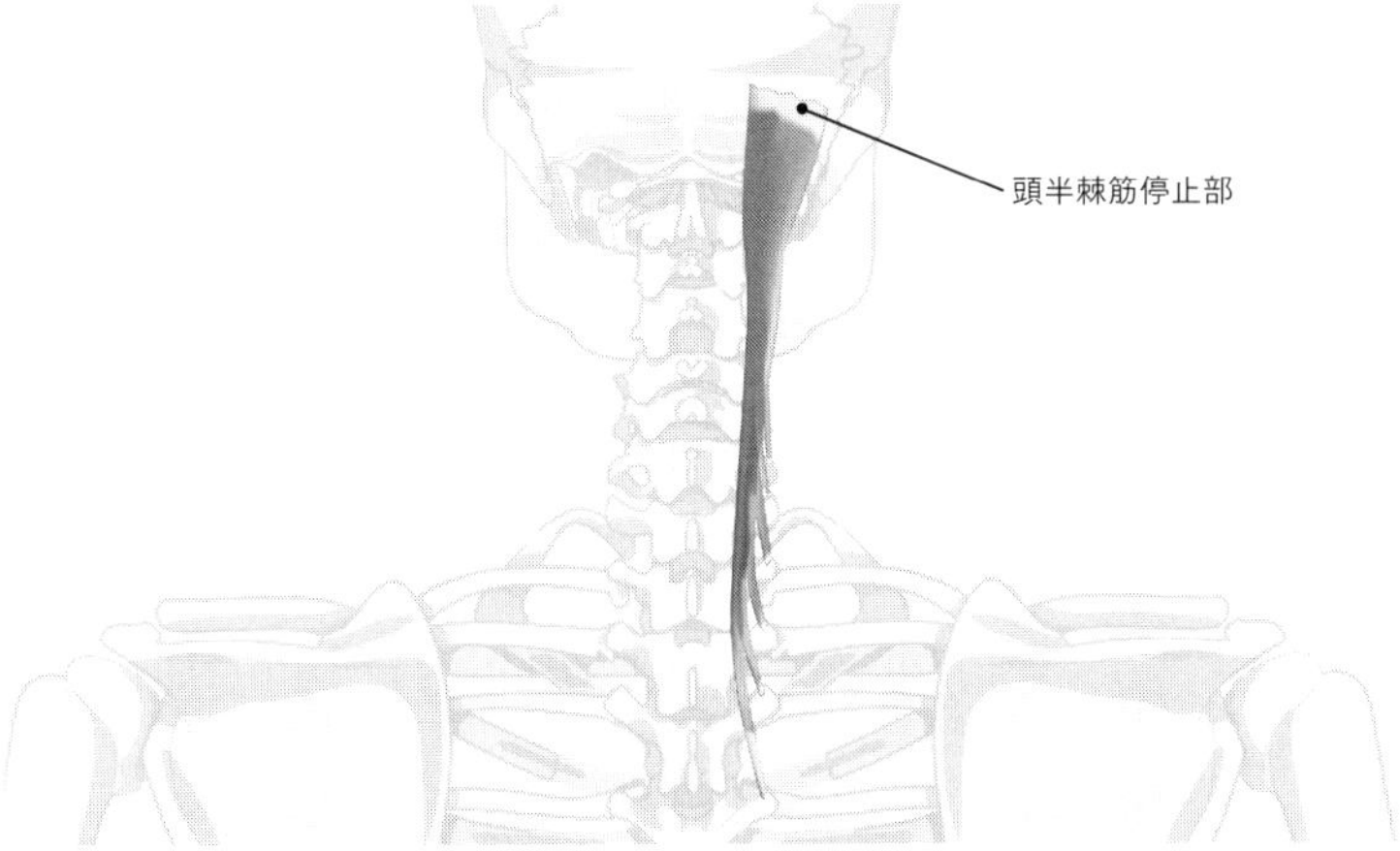

頭痛、目の奥の痛み、目のピクつき、ドライアイ、眼精疲労などの症状が表れやすい

後頭下筋群

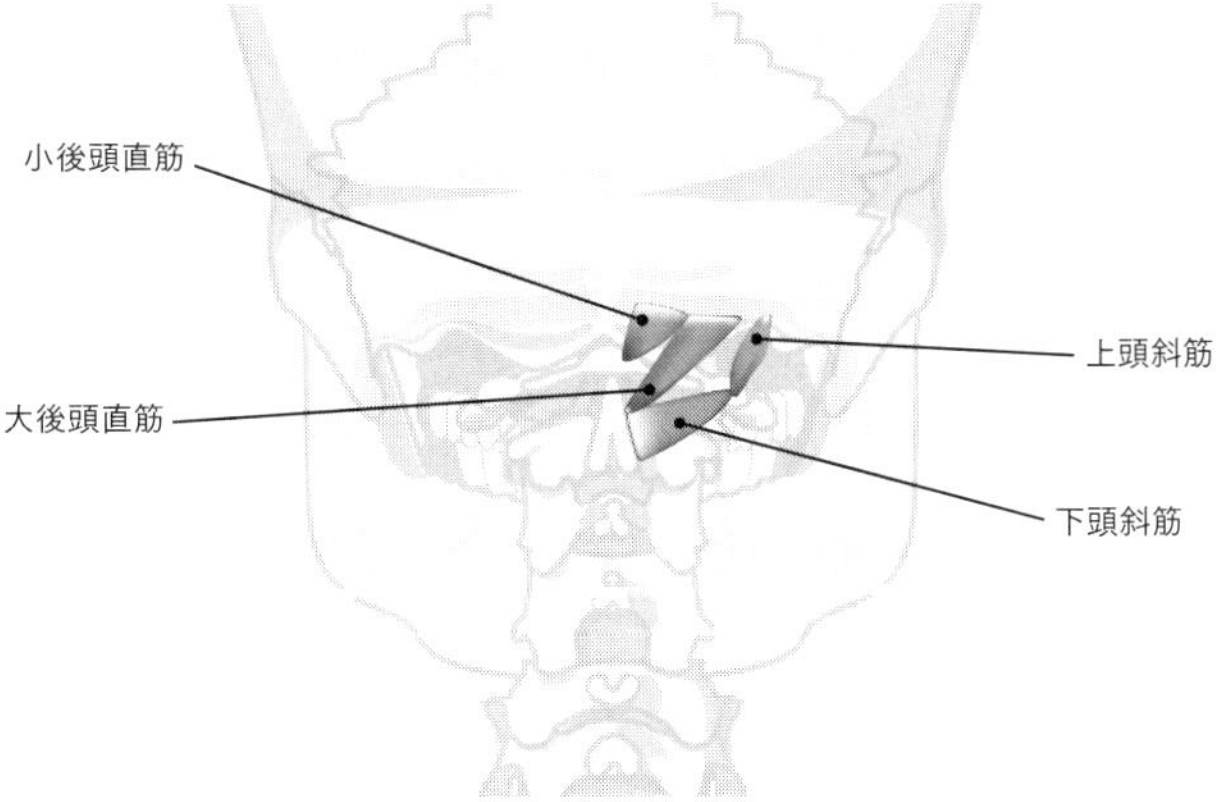

頭痛や不眠など、さまざまな自律神経由来の症状に関与している

らに深層にある後頭下筋群は４つの筋肉から成り立っています。

僧帽筋は首・肩・背中を覆う大きな筋肉で、上部・中部・下部の３つの部位に分けて考えます。

また、靭帯にもトリガーポイントはできます。靭帯とは、骨と骨をつなぐ、線維性の強靭な結合組織の束を指し、「これ以上は可動しないで」というストッパーの役割を果たしています。ストッパーの限界を超えてしまった状態が靭帯損傷です。

ツボとトリガーポイントは似て非なるもの

ここまでトリガーポイントの説明をしてきましたが、今まで鍼治療の経験がある人や、東洋医学に関心のある人はこう思うかもしれません。

「それって、ツボとどう違うの？」

確かにそう感じても不思議ではありません。ツボもトリガーポイントも慢性疼痛、不定愁訴に含まれるさまざまな体調不良に関わっており、同じように体内にあるポイントを指すからです。しかし、ツボとトリガーポイントは同じものではありません。

僧帽筋と肩甲挙筋

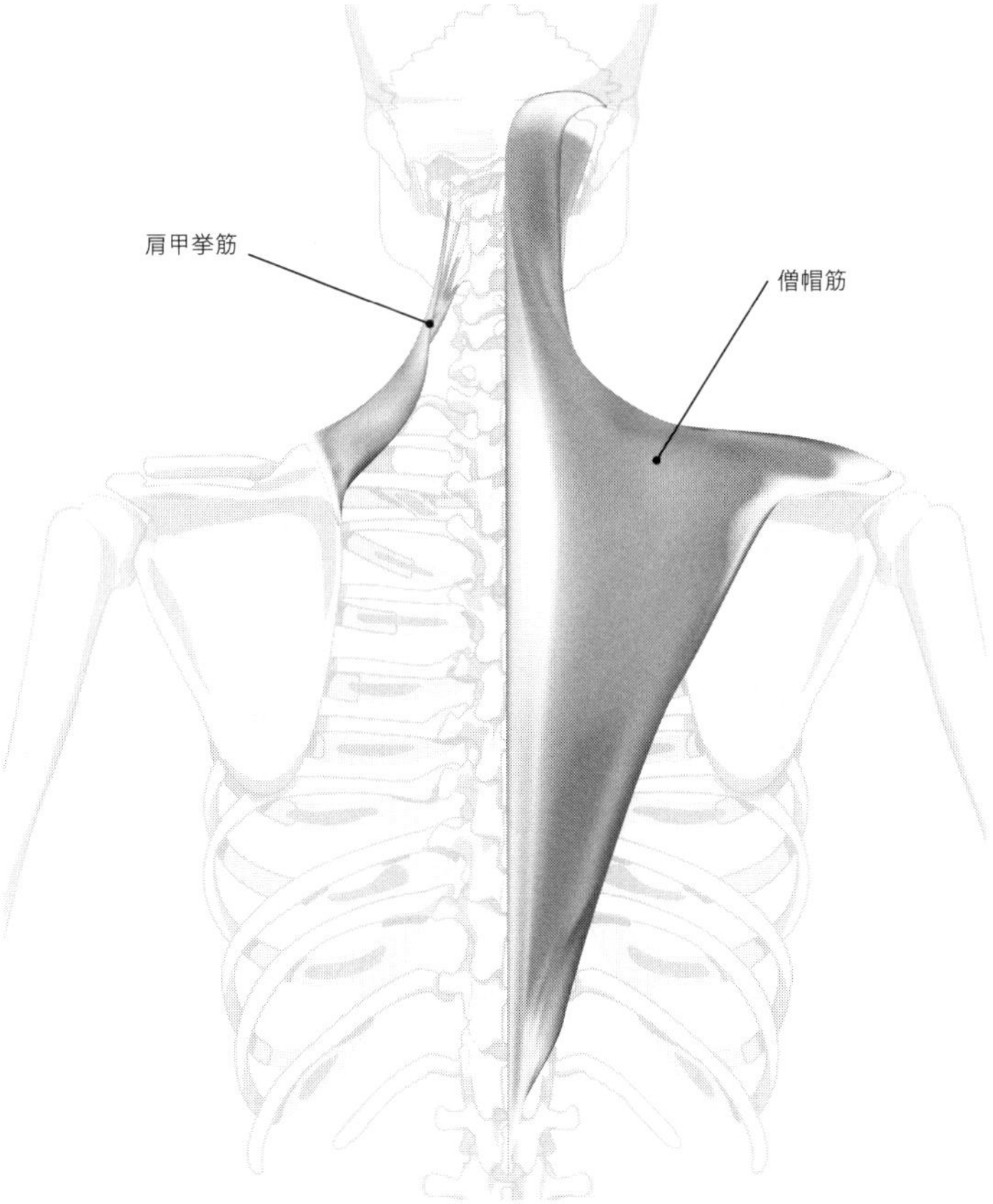

僧帽筋は肩コリを語る上で欠かせない筋肉。
しかし痛み（コリ）を感じる場所とトリガーポイントが一致するとは限らない

そもそもベースとなる考え方が違います。

ツボから説明すると、東洋医学の概念にもとづき、皮膚表面と内臓を結ぶ情報伝達ルートが経絡《けいらく》。そのルート上の、特定の場所に存在するのがツボ（経穴《けいけつ》）です。全身に点在していて、ツボを刺激することで経絡とつながる臓腑の働きが活性化され、体調が整うというわけです。ツボや経絡を応用した治療としては、鍼やお灸で刺激する鍼灸、指で刺激する指圧などがあります。

ツボの大きさには個人差がありますが、だいたい親指の第一関節の上、指先で押す面積くらいが妥当と言われています。神経や血管が密集している部分に存在し、鍼や整体に通ったことがある人は、ツボの刺激に自律神経を整える効果があることはよくご存知だと思います。

ここでは自律神経を整えると言われる代表的なツボを3つほど紹介しましょう。

三陰交《さんいんこう》

位置――内くるぶしの高いところから膝に向かって指4本分のところ。

効果――生理痛・月経不順など女性特有の症状、冷えやむくみの改善。

百会《ひゃくえ》

位置――頭のてっぺん、両耳の先を結んだ線と正中線が交わるところ。

効果――頭痛や肩コリ、気分の改善。

外関《がいかん》

位置――手首の外側、シワのできる部分の中央から肘に向かって指3本分のところ。

効果――頭痛や疲れ、むくみ、めまいの改善。

ツボは、人体模型に「〇」のシールを貼って、ここが三陰交、ここが白会、ここが外関など、存在する場所が決まっています。

他方、トリガーポイントは、説明してきたように異構造接合部、筋連結部など、全身のあらゆる場所にできるもので、あらかじめ場所が特定されているわけではありません。ここが大きな違い。また、大きさもツボは親指の頭大とされていますが、トリガーポイントはそれぞれ違います。単独で存在するものもあれば、筋肉と骨の境目に沿って線状に形成されることもあり、この場合は面積も大きくなります。

私も東洋医学を学んでいたし、ツボの効果は否定しません。ツボは「そこにあるもの」、トリガーポイントは「そこにできるもの」です。トリガーポイントの存在を知ってからはその合理性が自分に合っていると感じ、解剖学をベースに鍼治療を行っています。

トリガーポイントは免疫力とも深く関わっている

トリガーポイントと免疫力の関係についても少しふれておきます。

私は治療を通して、また自分の経験もふまえ「トリガーポイントは免疫力とも深く関わっている」と感じています。

「トリガーポイント治療を受けるようになってから風邪をひかなくなりました」

「花粉症が収まった気がします」

患者さんから、こんな話をよく聞くからです。

私は週1回、当院のスタッフにトリガーポイントに鍼を打ってもらっていますが、確かに風邪をひきにくくなっているし、ひいたとしても治りが早い。当院のスタッフもみんな週1の間隔で鍼を打っていますが、風邪で休む人はいません。

実は鍼治療が免疫力を高めるという研究はいくつもあります。私なりに考えると、こんな相関関係があるのだと思います。

免疫力を高めるには睡眠、食事は当然のこと、自律神経、さらには腸内環境など消化器系の機能を整えることも重要です。消化器は自律神経の影響を受けやすく、副交感神経の活性化により、消化器の運動は活発になると言われているからです。

現代は交感神経緊張社会で、首コリがさまざまな体調不良の原因になっていると述べました。トリガーポイントに鍼先をアタックさせると、前述したようにズーンとした響きがあり、副交感神経を半ば強制的に目覚めさせます。副交感神経が目覚めると自律神経のバランスが整い、消化器の動きも活発になり、食欲がわき、夜はぐっすり眠れるようになります。

それが結果的に免疫力の向上につながるのではないでしょうか。

風邪、感染症の予防にも効果がある

人間の免疫システムはとてもよくできていて、昼間、交感神経が優位な状態では、外傷に対する免疫が強く働きます。戦闘モードにあるのですから、こうした免疫が働くのは合理的です。

一方、夜になって副交感神経が優位になると、身体は戦闘ではなく休息モードに移行します。この場合、闘いで外傷を負う確率は低くなる一方、眠っている間、ウイルスや細菌などに対して身体が無防備な時間が長くなります。副交感神経が優位な状態では免疫システムが前面に出てくることで、ウイルスや細菌に対してもガードしてくれるのです。

交感神経緊張社会を言い換えれば「副交感神経低下社会」です。自律神経の乱れで副交感神経の働きが抑えられ、ウイルスや細菌などに対する免疫システムが機能しないとどうなるか。そう、風邪や感染症などの病気にかかりやすくなるのです。

トリガーポイント治療で副交感神経を目覚めさせることで免疫力が向上するのは、私のなかでは道理が通っています。

トリガーポイント治療で姿勢が良くなる理由

現代人は、うつむいた姿勢でスマホを操作する時間が長く、スマホ首になっていると第1章でふれました。首には異構造接合部・筋連結部が多く、うつむいた姿勢を長時間続けることでトリガーポイントが形成され、自律神経の乱れを招き、これがさまざまな体調不良の原因になっています。

姿勢とトリガーポイントについて少し補足しておきましょう。

首以外にももちろんトリガーポイントは形成されますが、トリガーポイントがある筋肉に対して、人間は無意識のうちに伸ばす方向に身体を動かすようになります。例えば、よく足を組む人はお尻の筋肉にトリガーポイントがあり、腰を曲げたり背中を丸めたりする人は、腰や背中にトリガーポイントがあると考えてよいのです。

よく「足を組むと骨盤が歪む」「姿勢が悪くなる」と言いますが、無意識に足を組みたくなるということは、身体が発する「ここにトリガーポイントができていますよ」というサインなのです。患者さんに「足を組まないようにしてください」と言うこともできますが、習慣化している場合、日常の動作を変えるのは難しいもの。そこで、トリガーポイントの治療をおすすめします。治療していくうちに自然と足を組まなくなります。

ここまで「トリガーポイントとは何か」をわかりやすく説明してきました。初めは「何だ、それ」と思った人も、「そうだったのか！」とわかっていただけたでしょうか。

特に長い間、慢性疼痛、原因不明の不定愁訴に悩まされている人にとっては、まったく新しい鍼治療に思われたかもしれません。

一方で、「特に首コリは感じないし、自分には関係ない」と思った人も多いでしょう。でも、そういう人にこそ「首コリを放置すると油断大敵です」と強調しておきたいと思います。

人間は生きている間、筋肉に負荷をかけ続けています。その負荷が筋肉の許容範囲ならいいのですが、スマホに束縛されたうつむき姿勢のように長時間にわたって負荷をかけ続けると、そこに無数のトリガーポイントができます。

トリガーポイントが必ず体調不良を引き起こすわけではありませんが、なんらかの症状があらわれたら病院に行くのも当然ですし、痛み止めの薬を飲んでも注射を打っても普通のことだと思います。しかし、そこに1つの選択肢が加わったと思ってください。トリガーポイントを鍼で治療するという選択があると感じていただければよいと思っています。

首コリの自覚がない人も油断はできない

トリガーポイントには「活性型」「潜在型」の2つがあります。

活性型は、その名の通り活動が盛んで、身体のあちこちに不調をもたらすものです。潜在型は、確かに存在しているものの、症状にまでは至っていないものを指します。スマホ社会の今、仮に症状は出ていないとしても、多くの人は首に潜在型のトリガーポイントを抱えているはずです。

今は沈黙していても、疲れがたまったり、エアコンで冷えすぎたり、ストレスがたまったり、睡眠不足が続いたりすると、じっと沈黙していた潜在型トリガーポイントにスイッチが入り、活性型に豹変するのです。

薬を飲んだり、マッサージを受けたりすると症状は収まるかもしれません。でもそれは対処療法であり、不調の原因であるトリガーポイントは体内に残されたまま。やがて、何らかの刺激によって活性型トリガーポイントとなり、痛みや身体調不良が再発する可能性は大です。

首コリを特に感じないからといって油断は禁物。トリガーポイントは、あなたの身体に潜み、引き金を引く「その時」を狙っているかもしれません。

第4章

根治を目指し、トリガーポイントを狙え!

注射針と鍼治療の鍼、実はまったく違う

トリガーポイントについてさらに説明したいと思います。

医学的には「痛覚過敏部位」、わかりやすく言うと「体内にある痛みを感じるためのセンサーが異常をきたし、常に痛みを感じるようになってしまった部位」を指します。「引き金」という意味のトリガー（Ｔｒｉｇｇｅｒ）と、「点」という意味の「Ｐｏｉｎｔ」の合成語で、日本では「発痛点」とも呼ばれています。

１９８０年代、麻酔科のペインクリニックでは、トリガーポイントに麻酔薬を少量注入し、筋肉から発せられる痛みを鎮静化させていました。欧米では一部の麻酔医が細い注射針を使い、麻酔薬を注入する施術を行っており、これをウェット（湿った）ニードリングと言います。

ただ、薬液を注入するための注射針は筒状になっているため、細いと言っても、先端の断面を完全に滑らかにはできず、意外にザラザラしています。注射する際は、皮膚の組織を切り裂くようにして挿入するため、どうしても筋肉の組織損傷が起こります。

また、少量とはいえ局所麻酔薬としてステロイド剤などを注入するので、人によっては副作用が出ることもありました。

この先がおもしろいところで、注射針で麻酔薬を注入しながら、実は麻酔薬を注入しなくても「注射針を刺しただけで同じような鎮痛効果が得られる」ことがわかったのです。

当時、このメカニズムは解明されていませんでしたが、鍼先がトリガーポイントにアタックしていたのだと容易に想像できます。

ここからトリガーポイントに対する関心が世界的に高まり、研究が進みます。そして注目されたのが東洋医学の鍼でした。

注射針と東洋医学の鍼。みなさんには同じように見えるかもしれませんが、拡大するとまったく違います。

注射針は、前述したように断面にザラつきが残ります。これに対して、中を空洞にする必要がない東洋医学の鍼は、見事なまでにツルッツルです。鍼を挿入しても皮膚の組織を切り裂くことなく、スーッと入っていく。つまり、患者さんの負担を低減できます。これが「ドライニードル」で、〝乾いた鍼〟、つまり薬液を注入せずに鎮痛効果が得られる鍼治療が俄然、注目されるようになります。

その後、トリガーポイント治療として慢性疼痛の緩和、不定愁訴の治療に使われるようになり、広く世界で認められていったのです。欧米ではまだ歴史の浅いドライニードリングですが、東洋医学の鍼治療は古代中国が源流であり、日本も奈良時代から取り入れていますし、アジアではもちろんお馴染みの治療法です。

鍼治療の鍼は、打たれたことに気づかないほど負担が軽い

トリガーポイント治療にはいくつかの種類があり、トリガーポイント注射、マッサージ、筋膜リリース、西洋医学的な電気針、そして鍼灸などが代表的なものです。私は患者さんへの負担が軽く、鍼先を直接トリガーポイントに到達させ、患者さんの身体と会話できる鍼治療を選択して、その実践と啓蒙、普及に日夜取り組んでいます。

当院の治療は専用の鍼を使って、患者さんの身体の奥にあるトリガーポイントに直

接アタックしていきます。みなさんのなかには鍼に対して「痛そう」というネガティブなイメージを持っている人がいるかもしれません。

そのイメージは、おそらく今まで何度も体験してきた「注射」にあるでしょう。確かに、注射針を刺したときのチクッとする感覚は苦手な人が多いようです。

結論からいうと、その心配はほぼありません。前述したように、注射針はウェットニードルで、切断した先端部分の断面にはザラつきが残り、これが刺したときの痛みの原因になります。

鍼治療に使う鍼はドライニードルで、先端を切断せず研磨しているためツルッツル。当院で首に鍼を打たれた患者さんは「もう鍼が刺さっているのですか？」と私に聞くほど。もちろん個人差はありますが、鍼＝痛そうというイメージは捨ててもらったほうがいいでしょう。

当院で使用している鍼について少し補足しておきます。

鍼のメーカーはいくつもありますが、当院ではセイリン株式会社のセイリン鍼を使っています。セイリンは高度な技術と品質の高さで、世界的にも高く評価されているメーカーです。
鍼は、患者さんの身体に刺し込む本体である鍼体、鍼師が手でさわる鍼柄、そして鍼管で構成されています。筒状の鍼管に鍼体、鍼柄が包まれているため、鍼師が直接、手で鍼の本体をさわることはありません。つまり衛生的です。また、1回使用のディスポーザブル鍼であり、感染症などの心配がなく、安心・安全に施術を受けていただけます。

鍼の本体は、太さ1／1000ミリの精度で磨かれたステンレス製で、まわりにシリコンのコーティングが施してあります。皮膚組織を傷つけないための工夫ですが、鍼師にも違いはわかります。

私はいくつかの種類を試してきましたが、経験上、センリンの鍼が最も「刺し心地がよい」と感じています。

鍼の太さは0・12ミリ〜0・30ミリ、長さは30ミリ〜90ミリ。複数種類の鍼を用意し、患者の体形や症状に合わせて使い分けています。鍼治療の経験がない方、痩せ

鍼治療に使う鍼の種類

太さ	長さ	用途
0.12mm	15mm	美容鍼、顔に用いる。 その他皮膚へのアプローチなど。
0.14mm	30mm	指の靭帯、腱、細かいところに使う。 刺激の弱い方の表層の筋にも用いる。
0.16mm	40mm	一般的な治療に用いる。頸、肩など細かい部位。 刺激は弱め。
0.18mm	50mm	一般的な治療に用いる。 刺激は普通。
0.20mm	50mm ～ 60mm	一般的な治療に用いる。 刺激は普通よりちょっと強め。
0.23mm	50mm	表層の筋が固く、深部へのアプローチが 出来にくい時に用いる。刺激は強い。
0.25mm	60mm	深い部位（臀部など）に用いる。
0.25mm 0.30mm	90mm（特注）	深部。梨状筋や大腰筋へのアプローチに用いる。

（株式会社セイリンHPより）

型の人には細めの鍼、恰幅のいい男性には太めの鍼、など。

太さ0・12ミリといってもピンと来ないかもしれません。蚊に刺された瞬間は痛みを感じませんが、蚊の針は太さ0・06ミリ程度の極細だからです。

当院で使う鍼で最も細いものは0・12ミリ。蚊の針にはかないませんが、みなさんが想像する以上に繊細な極細鍼であることに変わりはありません。この細さも痛みを感じさせない理由です。

鍼治療の経験がある人から「私には鍼が合わない」という話を聞くことがあります。それは合わないのではなく、鍼師が鍼選びと、鍼で与える刺激量を間違えているのが原因です。

鍼治療に対して、鍼で皮膚が傷つくという印象を持っている方には大丈夫ですと、伝えたいです。

年間85万本。日本一、鍼を打っている鍼灸院

当院では年間「85万本」の鍼を使っています。

この数字に対して、私のほうでは特に意識していなかったのですが、セイリンの担当者と話をすると「こんなに鍼を使う鍼灸院はありません」とのこと。全国に鍼灸院は4万軒あると言われ、セイリンは鍼のトップメーカーの1つとして、多くの鍼灸院に鍼を納入しています。

85万本という数字は、私を含めスタッフ数が10人を切る鍼灸院としては異例の多さで、メーカーから表彰してもらったほどです。

なお、鍼の本数については、意識して増やしているわけではなく、トリガーポイントを狙って打ち続けた結果、徐々に増えていったというのが真相です。

トリガーポイントは、ツボのように経絡図で表されるものではありません。筋肉のいろいろな箇所に形成され、人それぞれ異なります。また、単独でなく、いくつものトリガーポイントが線状につながり、面になっているケースもあります。患者さんに「ズーン」とした響きを感じてもらうために、鍼師は指先の感触を頼りにピンポイントで鍼を打つ必要があり、必然的に本数が増えてしまうのです。某仕事人のドラマみたいに一撃必殺というわけにはいきません。

当院の鍼師は解剖学にもとづいて患者さんの症状を聞き、筋肉の具合を指先で探りながら、ここだ！と見立てて鍼を打ちます。この見立てと経験、患者さんからの声がすべてなのです。

ヌルヌル成分の先にヒットさせる技術が必要

トリガーポイントができた場所（筋硬結部、異構造接合部）には、さわると腫れぼったく感じる箇所があります。足のむくみのように水が溜まっているのではなく、シワはなく、ヌルッとしたような感覚のコラーゲン組織です。

特に首に多く見られ、専門的には「頸部浮腫《けいぶふしゅ》」と呼ばれます。

これを患者さんに説明するとき、私は和食の食材、芯がゼリー状の成分に覆われている野菜「ジュンサイ」にたとえます。芯にあたるのがトリガーポイントで、そのまわりはヌルヌルしたゼラチンのような組織に覆われていますよね。このヌルッとした部分が、トリガーポイントを覆うコラーゲン組織にあたります。

ジュンサイをイメージできましたか？

ジュンサイを箸でつまもうとすると、ヌルヌルがじゃまをしてうまくつまめません。鍼治療も同じです。ヌルヌル部分を通過して、鍼先を正確にトリガーポイントにヒットさせる技術が求められます。

もう一つの例を挙げます。

ツヤツヤになるまで煮込んだ黒豆を、爪楊枝で刺すとしましょう。

離れたところから刺そうとしても、少しポイントがずれるとツルッと爪楊枝が滑り、黒豆を刺すことができません。トリガーポイント治療でも似たようなことが起こります。爪楊枝で黒豆を刺すには、爪楊枝の先が黒豆に近づいたところでいったん寸止めし、狙いを定めてピシッと射抜けばいいのです。上手に射抜くにはやはりたくさんの鍼を打つ修業が必要になってきます。

私の場合、コラーゲン組織で覆われた部分まで来たら寸止めし、トリガーポイント目がけて鍼をスッと打ち込みます。この間、1秒もかかりません。この技術がないと、鍼師は思惑どおり正確にヒットさせることができません。

より多くの患者さんに「ズーン」とした響きを感じてもらうため、当院は鍼師の技術向上にこだわっています。

それが「刺針転向《ししんてんこう》」です。

鍼治療というと、多くの人は「皮膚の上からほぼ垂直に鍼を何本か刺し、ツボや患部に当てる」と想像するでしょう。それは間違いではないし、ピンポイントでツボを狙うなら、それでいいかもしれません。

当院の治療は違います。前述したとおり、トリガーポイントはツボのようにあらかじめ場所が決まっているわけではなく、患者さんの身体の属性（日頃どんな動き方をしているか、動作のクセなど）や筋肉のつき方によって、できる箇所が異なります。異構造接合部、筋連結部と前述しましたが、これらは複雑に組織が絡み合っており、皮膚の上からただ鍼を刺すだけではトリガーポイントに届かないこともあります。

そこで、ジュンサイ大作戦、あるいは黒豆大作戦を成功させるべく、鍼師は患者さんのヌルッとした箇所に到達したら、トリガーポイントの位置を見立てピンポイントで刺していきます。ほどんどの患者さんのポイントが点ではなく、骨・筋肉などに沿って索状・線状になっているため、何本も鍼を打つことになります。この、正確にアタックするための技術が「刺針転向」になります。

鍼先の進む方向を変え、痛みの原因を「削ぐ」

爪楊枝で黒豆を刺したいとき、豆の表面の皮はツルツルしています。そこで、まずツルツルしたところに楊枝の先を当て、いったん止めて、滑らないようにします。それから豆の中心（深部）を目がけて楊枝をピシッと刺します。刺針転向の原理もこれと同じです。刺針転向はトリガーポイントと見立てた箇所でいったん寸止めし、そこからテンションをかけて鍼先をクイッとしならせます。つまり、鍼の進む先（向き）を変えます。

なぜこれが必要かというと、骨と筋肉の接合部で、点が連なって線状になっているトリガーポイントに対して、効果的なアプローチだから。皮膚の上から垂直にぶすっと刺すと、例えば後頭部など皮膚が薄いところは頭蓋骨に達してしまいます。ところが、鍼をしならせて、接合部を削《そ》ぐように挿入すると、より的確にトリガーポイントにアプローチできるのです。

私は複数の鍼を用いて、トリガーポイントを削いでいきます。何層にも重なった薄い紙の間に鍼を滑らせていくような感じで、トリガーポイントに沿って鍼先の方向を定めていくのです。

みなさんのイメージでは、首の場合、鍼先を10ミリ、つまり1センチ程度刺し込むと思っているようですが、違います。使う鍼の長さは30〜60ミリ。刺針転向で鍼先の方向を変え、グッと刺し込むと、鍼本体はほぼすべて体内に入ります。施術後、この長さの鍼がすべて入っていたと伝えると、「そんなに深く鍼が入っていたんですか！」「深く刺すと痛いと思っていたのに、ほとんど感じなかった」と、みなさん驚かれます。

刺針転向と呼ばれる技術は以前からありました。ですが、実際の施術で使うには高い技術が必要となるため、実践できる鍼師はそれほど多くありません。私の感覚だと1パーセントもいないのではないでしょうか。当院では、若いスタッフからベテランまで全員がこの刺針転向を習得しています。

座学で学べるものではなく、経験を積みながら、自分の感覚として習得していくしかありません。どれだけ多くの鍼を打てるかが重要で、年間85万本という当院の治療環境は、鍼師育成という面でも大きな意味があるのだと思います。

刺針転向は、鍼師が「鍼先で患者の身体と対話している」からこそ可能になる技術とも言えるでしょう。

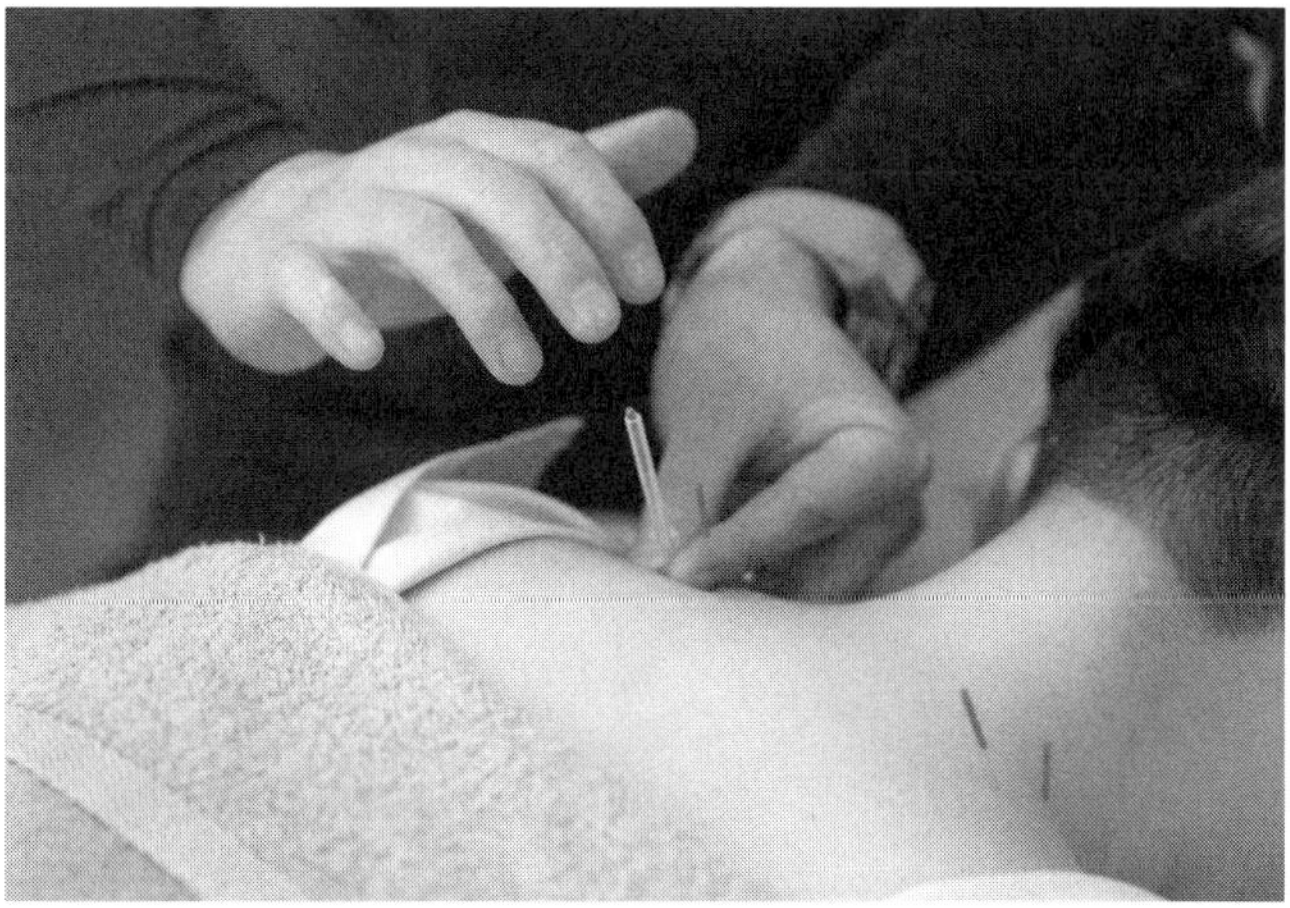

トリガーポイントに鍼を打つ（国立おざわ鍼灸院 小沢院長による）

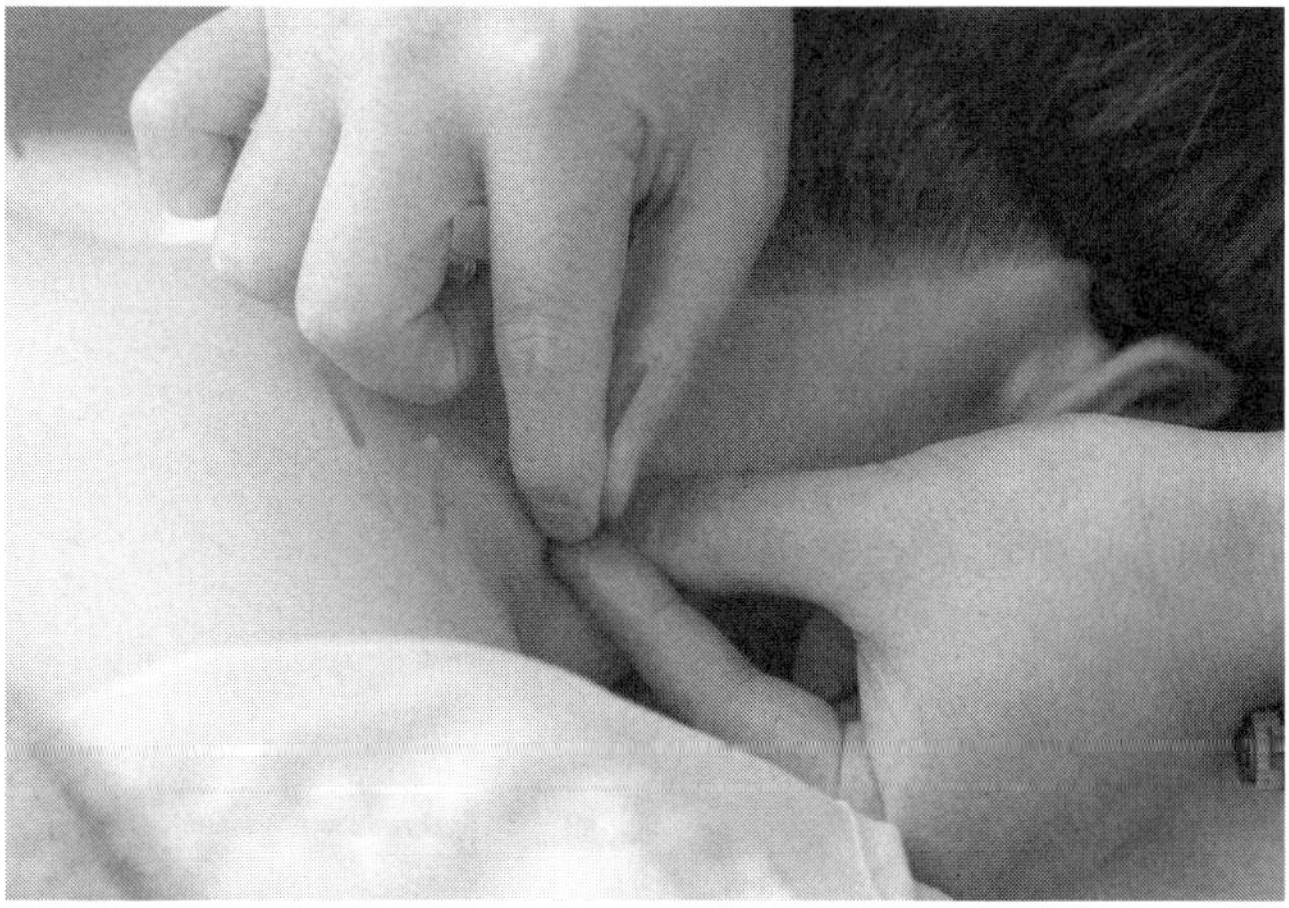

鍼師の極意“刺針転向”

では、体内に刺し込まれている鍼先の動きを、人間はどれほど正確に感じ取ることができるのでしょうか。人間の触覚は皮膚全体に存在し、何かが身体にふれると、その位置や圧力を感じ取ることができます。

では体内にある、極細の鍼先はどうなのか。フランスのリヨン第1大学の研究グループは「人間は皮膚だけでなく、手に持った道具が何かにふれても、それを感じ取ることができる」という点に着目し、脳が道具をどう認識しているのかを調査しています。

長さ1メートルの棒を、ものが見えない状態にした被験者に持たせて実験を行った結果、96パーセントの精度で、棒にものがふれた位置を人間の脳は把握していたそうです。鍼の長さは数センチですから、鍼先が体内のどこにあるのかを、たとえ目視できなくても鍼師の指先には伝わっているし、私たちは日々、それを実感しています。「鍼先で患者さんの身体と対話している」は、例え話でもイメージでもなく、鍼師にとってはリアルな体験なのです。

ここ10年で鍼灸院を取り巻く環境は大きく変わった

２０１４年、私は首コリが心身の不調を招いていることに気づき、本を出版しました。みなさんにこの一大事を伝えて、首コリの改善に一刻も早く取り組んでほしいと思ったからですが、当時と現在（２０２４年）を比べるとトリガーポイントをめぐる環境は大きく変わっています。

社会環境では、スマホの普及と影響をまず言わなければなりません。これは間違いなく大きな変化です。ＮＴＴドコモ モバイル社会研究所によると、２０１４年当時、**携帯電話所有者に占めるスマホの比率**は約40パーセント。**２０２４年は97パーセント**となっています。若年層にも広く普及している証拠です。

スマホの普及率が高まれば当然、スマホ首になってしまう人も増えます。自律神経のバランスが乱れ、交感神経緊張（優位）社会となり、不定愁訴と呼ばれるさまざまな症状に悩む人がますます増えています。

スマホの普及にはメリットもあり、今では誰でも、気になる事柄があればすぐに検索できます。「体調が悪いから病院へ行こう」ではなく、その前に自分の体調や症状の原因を探るためにネットで調べるのが普通のことになりました。

不定愁訴というキーワードをきっかけに首コリに気づき、そこからトリガーポイントという言葉にたどり着く人もいるでしょう。

事実、検索で当院を知り、トリガーポイント治療を受けに来る患者さんもいます。10年前に比べると、検索順位は間違いなく上がっているでしょうし、社会の認知度も高まったと感じています。

当院の治療が、地域社会を中心に認められたことの証として、他の医療機関の先生との接点があります。10年前、そうした接点はほぼありませんでした。西洋医学の医師にとって、鍼は東洋医学の施術であり、自分たちとは「畑違い」という認識が強かったのだと思います。トリガーポイント治療は、西洋医学的な視点にもとづいていますが、それでもやはり、鍼＝東洋医学という刷り込みは根強かったのでしょう。

10年経った今、そうした状況もかなり変わってきています。病院やクリニックに勤務する医師が当院でトリガーポイント治療を受けていますし、なかには患者さんに当院を紹介してくれるケースもあるのです。

次項からそのケースについてお話しします。

視界がぱあっと広がった

東京都あきる野市の精神科医院の**U先生は精神科の医師**です。ある会合でお会いしたことがきっかけで、当院でトリガーポイント治療を受けるようになったのですが、次のように体験を話してくれました。

「精神科の医師は、患者さんと向き合って話をする時間、カルテを記入する時間が長く、うつむき姿勢で過ごすことが多くなります。それが原因なのか、慢性的な頭痛があり、年齢とともに疲れやすくなったと感じていました。医者の不養生と言いますが、日々、患者さんと接していながら、自分の身体の状態はほったらかしで、薬を飲むことも、マッサージに行くこともありませんでした。

そんなとき、小沢先生と出会い、トリガーポイント治療を知りました。私の症状をお伝えすると、『それは首コリが原因だと思います』。先生の鍼灸院には私と似たような症状の患者さんも多く、施術で痛みから解放されているそうです。それなら私もと、首にトリガーポイント療法を受けることにしました。

私は鍼治療を受けた経験がありません。

どんなものか興味本位のところもありましたが、2回目の施術のとき、ズーンとした響きを感じ、**終わった後で視界がぱあっと広がり、目の前が明るくなった**ような気がしました。ずっと続いていた頭痛もラクになって、効果を実感できたのです。施術の後は、疲れが取れているような感覚もありました。

自分でトリガーポイント治療を経験して、気づいたこともあります。軽いうつ状態の患者さんには漢方薬を処方することも多いのですが、トリガーポイント療法も効果があるのではないか、と思ったのです。実際、小沢先生の鍼灸院でも軽度なうつ状態の患者さんを診ることがあり、首のトリガーポイントに鍼を打つことで、症状が改善するケースがあるそうです。

自律神経が関わっているのだと推察しますが、病院での治療の一環として、トリガーポイントを取り入れてもいいかもしれません。患者さんと話をするにしても、鍼で自律神経を整えてからのほうが前向きな話ができそうですから」

U先生は考え方が柔軟な方なので、トリガーポイント治療の効果をストレートに受け取ってもらえたようです。先生のように頭痛や疲労感、倦怠感に悩みながら、首コりを自覚していない患者さんも大勢います。そういう方にこそ、トリガーポイントの重要さを知ってほしい。私はずっと、そう願っています。

先生の病院と私の鍼灸院のコラボレーションは、実現に向けて動いているところです。精神科医としての先生の知識・経験と、鍼師としての私の知識・経験を組み合わせることで、今までにない治療環境を広く提供できるかもしれません。私たちにとってもチャレンジとなりますが、ぜひ実現したいと思います。

選択肢の多さは患者さんにとってプラス

東京都国立市の**田中整形外科、田中雅尋先生**からは、病院の患者さんを私の鍼灸院に紹介してもらっています。その理由と患者さんの反応、トリガーポイント療法に対する考え方などをうかがいました。

「整形外科を受診される患者さんには、整形外科の診察、治療では対応できない病態も存在します。内科等の治療に抵抗性がある場合や、整形外科的な治療で難渋《なんじゅう》する症例に対して、鍼灸院を推奨することがあります。小沢先生の鍼灸院に関しては、私のまわりに治療を受けたことがある人が何人もおり、**治療効果に客観的な信頼を寄せることができた**ため、紹介するようになりました。

基本的には整形外科治療を継続しながら、また診察にて経過観察しながら、トリガーポイント治療を受けていただいている方が多く、施術後に効果効能をフィードバックしてもらっています。整形外科治療で難渋する〝しびれ〟においては、あくまで患者さんの主観的症状であり、慢性化していることが多いため、運動療法、物理療法、薬物療法を行っても効果が乏しい場合が多くなります。そのようなケースでも、トリガーポイント治療を繰り返し受けることで、しびれの強さや範囲、頻度の軽減を自覚される方がいます」

田中先生がおっしゃるように、痛みやしびれといった慢性疼痛に患者さんが慣れてしまっているケースも多く、整形外科の治療では効果を実感できない方もいます。トリガーポイント治療の場合、鍼先が直接アタックしたときの「ズーン」という響きを体感できるため、効果を実感しやすいのかもしれません。

「痛みやしびれは、日常生活を送る上でのストレスでしかありません。患者さんの願いは症状が緩和、寛解することで、それを叶えるのは必ずしも医師である必要はありません。重要なのは、その患者さんにとって最適な治療法との出会いです。選択肢が1つでも多いに越したことはないので、トリガーポイント治療のような鍼治療と医療がもっと身近にあればよいと感じています」

田中先生の患者第一の考え方は、西洋医学、東洋医学を問わず、すべての医療関係者が持つべきものだと思います。私もトリガーポイント治療が万能で、すべての患者さんに対して有効だというつもりはありません。それぞれが、自分の守備範囲の中でベストを尽くすことが重要ではないでしょうか。

自律神経のケアと専門治療を両輪にして

東京都多摩地区の**精神科のA先生**は、愛猫を亡くし、ペットロスから心身の調子を大きく崩されていました。数か月後には1日中、首と肩のコリを感じるようになり、このままでは仕事に支障を来たしてしまう。何か手を打たなければと考えていた頃、当院の存在を知り、トリガーポイント治療を受けることになりました。

「10回ほど通院した頃には症状はかなり改善し、首や肩のコリを意識していないことに気づきました。**体調不良のきっかけはペットロス**でしたが、ここまで強い症状が続いた原因を考えて、たどり着いたのが自律神経です。その後もトリガーポイント治療に通いながら、**自律神経に良い生活を心がける**ようになります。入浴方法を見直し、ランニングとストレッチを習慣にすると、2年経つ頃には見違えるように体調が良くなっていました。今はクリニックのスタッフに〝体力お化け〟と呼ばれるほど元気で、気づけばここ数年、風邪らしい風邪も引いていません」

ご自分の経験を通して、普段診療しているさまざまな精神疾患にも自律神経が大きく関わっているのではないか、と考えるようになったそうです。

「自律神経は心と体の土壌です。土壌が健康で栄養豊富であれば、そこに根付く植物（私たちの精神や身体）は力強く成長します。しかし、土壌の栄養が不足したり質が悪くなったりすると、植物は弱々しくなり、病気にかかりやすくなります。**トリガーポイント治療は、土壌である自律神経のケアに効果的**であり、自律神経系の調整を促し、ストレス反応の緩和にも寄与すると言われています。

ただし、実際に精神疾患に罹患した場合、自律神経のケアだけでは不十分です。土壌の問題だけでなく、植物自体が病気に冒されている状態では、医師による精神療法と薬物治療が必要となります。専門的治療は単なる土壌のケア、つまり自律神経を整えるだけでは対応しきれない問題に対処するため重要です。

精神疾患に罹患してしまった場合、精神科医による精神療法と薬物治療を主軸としながら、トリガーポイント治療を含めて自律神経のケアを補助的に行い、植物（精神）と土壌（自律神経）の双方からアプローチを行うことが理想的な治療であると考えるようになりました」

A先生はトリガーポイント治療を体験したことで、医師としても新たな気づきを得られたそうです。

問診より「鍼先での対話」を重視する

当院での診療の流れをここで紹介しておきます。一般の鍼灸院だと、患者さんの年齢層は高めになりがちですが、当院は年配の方はもちろん、下は小学生の子どもまでいます。痛みやしびれなど慢性疼痛に悩む人もいれば、原因がわからない体調不良、いわゆる不定愁訴に苦しんでいる人もいます。

診療の最初のステップは問診です。

これも当院の特徴ですが、一般の鍼灸院に比べると、問診の時間はかなり短い。短くしているのではなく、結果的にそうなっているのです。

問診は、当然ながら患者さんの話を聞くことです。

病院なら「どこが痛いですか？」から始まりますが、前章でも強調したように、脳の知覚は意外に曖昧で、特に視覚情報をともなっていない場合、よりアバウトになります。もちろん患者さんの話は聞きますが、「痛いところはそこではないかもしれない」と疑う視点を、鍼師は常に持たなくてはいけません。

当院の場合、患者さんと話すよりも、**患者さんの身体と鍼先を通して会話したい**という思いが強いため、問診は短くなるのでしょう。首にトリガーポイントができ、不定愁訴など、さまざまな体調不良に見舞われている場合、ほとんどの患者さんは首に原因があるとは思っていません。頚部浮腫があれば、私たちはすぐわかりますが、見た目にはよくわからないケースも多くあります。

ただ、目立たなくても、どんな症状が起こっているのかを聞けば、首コリが原因なのか、他にトリガーポイントがあるのかを判断できます。首にトリガーポイントがあると判断したら、解剖図などを見せながら、どうして首がコリやすいのか。トリガーポイントとは何か。自律神経を含め、施術によってどんな効果が得られるかを説明します。

絶対に響かせるためのテクニック「二度刺し」

基本的な説明を終えたら、そのまま施術へ。当院はかなりたくさんの鍼を使うため、「時間がかかる」と思うかもしれません。ですが、みなさんが想像するよりはるかに短時間で、首のトリガーポイントに鍼を打っていきます。20本打つとしても3分くらいでしょうか。

初めての人のなかには「もう鍼を打ったのですか？」と驚く人もいます。時間をかければいいわけではないし、スタッフはみんなトリガーポイントを熟知しているため素早く処置できるわけです。

ひと通り鍼を打ち終えたら、約15分、患者さんには何もせず、施術台の上でじっとしてもらいます。これが「置鍼」。鍼を刺したままにすると、体内に入った異物に対して免疫反応が働き、血行がよくなります。何もせず、ただ横になってもらっている間に脳疲労もとれ、副交感神経が優位になっていく。この置鍼の時間には、とても大きな意味があるのです。

副交感神経が優位になるため、施術台の上で、鍼を刺したまま気持ちよさそうに眠ってしまう人もいます。消化器系の働きも促されるため、施術後にお通じがよくなったり、食欲が湧いたりする人もいます。

ズーンとした響きを感じた後で「置鍼」の時間をとる。鍼先を通じて、響きを患者さんに自覚してもらうためにも、必要な時間です。

頸部浮腫が強固な場合のテクニックとして、当院では「二度刺し」を行うこともあります。強固なコリの元に最初に鍼を打ち、別のところを打ち終えた後で、もう一度打つ。最初の鍼で浮腫は少しほぐれているので、そこにもう一度刺すことで、さらにほぐれるというわけです。

メンテナンスで最高の自分を維持しよう

最後に、メンテナンスについてふれておこうと思います。

人によって差はありますが、トリガーポイント治療を続けると、自律神経のバランスが整い、長年苦しんでいた体調不良から解放されていきます。ズーンとした響きをすぐ感じる人もいれば、何回か行ってようやく響く人もいます。

一般の病院なら、症状がなくなれば通院することはなくなりますが、当院の場合、それ以降も通い続ける患者さんの割合がとても高いのが特徴です。なぜ、通い続けるのか。ひと言で言うと「トリガーポイントに鍼を打ってもらうと、整うから」だと思います。サウナブームのキーワードは「整う」ですが、それと似た感じかもしれません。

トリガーポイントに鍼を打ち、整うと、生活にいろんな変化が現れてきます。夜、ぐっすり眠れるようになるし、ご飯がおいしく食べられるようになります。仕事や勉強のパフォーマンスが向上する人も、私は何人も見てきました。

気力、体力ともに「快調！　絶好調！」と感じられれば、その状態を維持したくなって当然です。だから定期的に通院して、心身のメンテナンスを行う。身体が鍼を欲しているのではないでしょうか。

トリガーポイントに鍼を打っていくと、さまざまな症状の元凶は消えるわけですから、心身ともにコンディションが整うのは当然です。ただ、トリガーポイントができる要因は、身体の使い方のクセ、仕事の環境、生活習慣、人間関係などに多岐にわたります。症状がなくなっても、そうしたファクターがそのまま残るなかで生活していれば、また再発する可能性は高くなります。

その意味でも、定期的なメンテナンスが必要です。

トリガーポイントには活性型・潜在型の2つがあると述べました。

触診しながら、本人がまったく自覚していない部位のポイントに鍼を打つこともあります。ズーンとした響きがあれば潜在型トリガーポイントに当たった証拠です。そんなときは「先生、よく見つけてくれました！」と喜ばれて、嬉しいものです。

このように、治療後のメンテナンスにはいろんな意味があります。心身ともに整い、最高のパフォーマンスを発揮できる状態でいること。毎日そんな自分でいられたら最高の一日を過ごすことができます。

最高の一日を患者さん全員におくってほしいと私は願っています。

第5章

症例

「ズーンとした響き」で救われた人たち

この章では具体的にトリガーポイント治療を受けて症状が改善した患者さんたちの症例をご紹介します。

トリガーポイントと頭痛の深〜い関係

症例1 高校時代から頭痛、首と肩のコリがひどくて……（30代・女性）

《症状》

高校生の頃から頭痛に悩まされている女性。仕事はデスクワークで、1日中パソコンの前に座っていることが多く、スマホを見ている時間も長いそうです。症状には波があり、仕事が忙しいとき、気圧の変動があるときに悪化していました。

痛みが激しいときは1日休むと良くなっていましたが、最近は1〜2週間ずっと頭痛と吐き気がおさまらず、心配になって脳神経外科で検査を受けたものの、異常は見られなかったそう。痛み止めと血流をよくする薬を処方してもらいましたが、効き目はイマイチでした。

首が痛いという自覚も以前からあり、ツラいときは上を向くこともできません。整形外科では「首コリが頭痛の原因になっているのかも」と言われ、初めて首コリを意識します。痛み止めと湿布を処方してもらい、他にもマッサージ、整体などいろいろ試してみましたが、変化はなし。困り果てていたところ、友人に鍼治療をすすめられ、当院でトリガーポイント療法を受けることにしました。

《視診・触診》

頭半棘筋を触診すると、頭痛と同じような痛み（認知覚）を確認。僧帽筋と胸鎖《きょうさ》乳《にゅう》突筋《とっきん》（耳の後ろから鎖骨の下につながる三角形の筋肉）にも硬結が診られました。

《治療》

トリガーポイントが確認された頭半棘筋に加えて、僧帽筋、胸鎖乳突筋を中心に、自律神経症状の根本原因となっていると思われる後頭下筋群の治療を行いました。1回目の治療から鍼が当たる感覚を心地よく感じ、頭痛の頻度が減ることを体感。3回目の治療で頭痛の頻度、ツラさが共に半分以下になり、5回目の治療で長年苦しんでいた頭痛が消失しました。

症例2 薬が効かない頑固な頭痛。原因はいったい何？（40代・男性）

《症状》

数年前から原因不明の偏頭痛に悩まされていました。整形外科や内科、脳神経外科や頭痛外来など、さまざまな病院で検査を受けたものの、異常は見あたらなかったそうです。薬を処方されて、初めのころは効果を感じられましたが、最近はあまり効かず、それを医師に告げるとどんどん強い薬を処方され、もう飲みたくないと思うようになりました。

首に違和感があり、あるポイントを押すと、頭痛の症状と同じところに痛みが出るように感じていました。自分で見つけたポイントをネットで検索すると、そこにトリガーポイントが形成され、頭痛の原因となっているると書かれているページを発見。治療できる病院を探していくなかで当院にたどり着いたそうです。

《視診・触診》

視診では特に異常は診られませんでしたが、触診すると、頸部の緊張と軽度の浮腫が確認されました。また、胸鎖乳突筋に強い圧痛があることもわかりました。

《治療》

主な治療部位は頭半棘筋、僧帽筋、胸鎖乳突筋、板状筋《ばんじょうきん》（首と背中をつなぐV字型筋肉）、肩甲挙筋《けんこうきょきん》（肩と肩甲骨をつなぐ筋肉）。トリガーポイント療法2回目で浮腫が半減し、数年ぶりに頭痛を感じない日を過ごしました。3回目の治療の後、長年の頭痛を1週間感じなくなり、夜もぐっすり眠れるように。10回目の治療の頃には、1か月間、頭痛を感じませんでした。

数年前からずっと頭痛に悩み、表には出さないようにしていましたが、仕事もプライベートもツラかったそうです。最近は仕事でもプライベートでも、頭痛を気にすることなく過ごせています。その後もほぼ週1回の頻度でメンテナンスのための治療を受けています。

私からのコメント

当院を訪れる患者さんのなかで最も多い症状の1つが頭痛です。問題は「頭が痛い＝頭痛という病気」に分類されてしまうところ。原因はいろいろ考えられるのに、薬で抑える治療になってしまいがちです。原因がトリガーポイントにある場合、そこから脳に「疼痛」信号が発せられているため、薬でブロックしても原因の解決には至りません。そもそも「頭痛って何?」という本質を考えないと、原因の解明には至らないのです。

当院では頭痛の本質を3つに分類しています。

① 後頭骨付着部筋トリガーポイントによる頭痛
② 咀嚼筋トリガーポイントによる頭痛
③ 胸鎖乳突筋トリガーポイントによる頭痛

頑固な頭痛の場合、①~③が複合するケースもあります。

薬局で販売されている鎮痛薬を使い、頭痛を抑える人も大勢いますが、最近は限界を感じ、「薬では治らない」と半ば諦めている人が増えていると感じます。そういう人に伝えたいのは「治《おさ》まると治《なお》る」は違う、ということ。薬で一時的に症状が治まったとしても、それは「治る」ではないのです。

薬を飲み続けている人は「この症状はそもそも何なのか？　原因はどこにあるのか？　なぜ薬を飲み続けているのか？」をご自身で深掘りしてほしいです。

2つの症例のように、頭痛の根本原因は首まわりのトリガーポイントであるケースがたくさんあります。薬に頼って一時的に治まるのを待つのではなく、トリガーポイント治療のズーンとした響きを感じ、「治る」方向を目指してほしい。慢性的な頭痛に苦しんでいるのなら、「首にトリガーポイントができているのかもしれない」と考えてみてください。

トリガーポイントと消化器系の疾患の相関関係

症例3 過敏性腸症候群（IBS）で学校へ行くのがツラい　（10代・女性 高校生）

《症状》

発症は2年ほど前で、当時は受験生だったため、毎日机に向かって長時間勉強していました。受験勉強の最中も症状は感じていましたが、なんとか我慢していたそう。しかし、高校入学と同時に症状が悪化し、授業中もガスが溜まってお腹が張り、苦しくて全然集中できません。

授業中に「おならをしてしまうかも」と気になって仕方ありません。消化器内科に通い、薬物治療を行うものの効果なし。最近は漢方薬を処方してもらっているそうです。医師からは「精神的なものもあるかもしれない」と、心療内科への転院をすすめられ、それはあまり気乗りしなかったので当院を訪れることになりました。

《視診・触診》

姿勢の悪さは特に見られませんでした。うつ伏せになってもらうと、身体の緊張が取れない様子。触診をしたところ、さわられている感覚がないとのこと。

《治療》

最初の2か月は週2回のペースで行い、経過をみながら徐々に治療の間隔を広げていきました。首のトリガーポイントに鍼を打って、副交感神経を回復させせます。

最初はあまり変化を感じなかったそうですが、5回目くらいから調子が良くなる感覚が出てきて、授業中もさほど気にならなくなってきました。15回目で、症状は9割まで改善。映画館など静かな空間ではまだ少し気になるようですが、治療の間隔が開かないように通ってもらっています。

疲れているとガスが溜まるようですが、以前のような深刻な悩みではなくなったと言います。

症例4 消化器系の不調とさまざまな不定愁訴。私の身体に何が？（30代・女性）

《症状》

もともと胃腸は弱いほうでしたが、数か月前から食欲もなく、食べても胃が痛くなり、便秘と下痢を繰り返していました。以前は家族で外食することも多かったそうですが、最近は胃腸の具合が気になって、その機会も減ったそうです。

消化器内科を受診すると「胃炎」「過敏性腸症候群」と診断され、薬を処方されました。体重は以前より減少し、体力も衰えています。慢性的な肩コリや腰痛、顔のほてりや頭痛、寒気、かすみ目や手足の冷え、後鼻漏や耳鳴り、不眠やフラツキなど、さまざまな不定愁訴に悩むようになったそうです。

それを消化器内科で伝えると、心療内科へ行くように言われ、消化器系以外にも複数の薬を処方されました。飲むと多少調子はよくなりますが、できれば薬は飲みたくないのがホンネです。

SNSで治療法を探していると同じような症例を当院のホームページで見つけて、診察を受けることにしました。

《視診・触診》

視診でストレートネックを確認。触診で、首に顕著な浮腫があることを確認しました。首から背中にかけて筋緊張もあり、背中を触診すると、胃まで響くような認知覚がありました。

《治療》

トリガーポイント形成による頚部浮腫と判断。頚部浮腫による副交感神経圧迫による交感神経緊張状態が、多くの不定愁訴の原因です。首、肩を中心に背中までトリガーポイント治療を行いました。

3回目の施術後から身体が軽くなり、5回目で普通に食事がとれるようになりました。処方された薬はすべて服用をやめました。8回目頃から体重が戻り始め、消化器系の不調だけでなく、さまざまな不定愁訴も消失しています。

私からのコメント

現代の医療の問題は、見えないものに対して、ちゃんとした医療を提供できないところにあると思います。その結果、長年の薬の服用が当然になってしまうのです。特に消化器系の不調は薬に頼りがちです。

消化器系の不調は「お腹が原因」と思っている人が多いですが、症状が長引いたり、他に不定愁訴があったりするなら、首コリを疑ったほうがよいと思います。トリガーポイントによって頸部浮腫ができると、副交感神経が働きにくくなります。消化器を動かすのは副交感神経の役割ですから、副交感神経の働きが低下すれば必然的に消化器も働きにくくなるのです。

症例3の女子高生は真面目な性格で、受験勉強の無理がたたって首の姿勢や筋肉の状態が悪化したのでしょう。ただ、若い世代は首の異変に気づきにくいため、「過敏性腸症候群」という病名に惑わされ、長らく通院することになったのです。

若い世代だけでなく、過敏性腸症候群に悩む人は増えています。

30代女性も消化器系の症状で、過敏性腸症候群と診断されています（症例4）。この人は他に不定愁訴の症状も多く見られたため、消化器内科だけでなく心療内科も受診し、複数の薬を処方されていました。

患者さんにすれば、「私の身体はいったいどうなってしまったの？」と不安になるでしょう。

「どうすれば治るの？」「いつ治るの？」「本当に治るの？」と、疑心暗鬼になってしまうはずです。これは、現代医学では救えない悲劇とも言えるのではないでしょうか。

お腹の不調と首が関係しているなんて、トリガーポイントの知識がなければ結びつかないと思います。しかし、自律神経が関わっているとなると『なるほど』と、合点がいく人も多いのではないでしょうか。

薬ですぐに治る不調なら問題ありません。ですが、不調が長引き、不定愁訴の症状もあるようなら、首コリを疑ってみてください。

首コリが更年期特有の症状の元凶だった

症例5 更年期障害は諦めるしかないの？（50代・女性）

《症状》

最初はただ疲れやすくなっただけと思っていましたが、徐々にいろんな症状が増えていき、自分なりに調べて「更年期障害」だと確信したそうです。でも病院へは行かず、薬も服用していませんでした。

寝つきが悪く、フラつき、ホットフラッシュが主な症状で、疲れているはずなのに、夜、眠ろうとすると逆に目が覚めてしまう。寝ついても数時間で起きてしまい、それが数日続き、疲れ果てたところでようやく眠れる。毎日、気分がすっきりせず、強いストレスを感じていました。

身体のフラつきは頻繁にあり、どんな状況下とか、環境や場面に関係なく発症します。ホットフラッシュも同じで、急にカーッとのぼせて汗が流れたかと思うと、少ししたら治まるの繰り返し。肩コリもひどく、慢性的。こうした症状が続き、年齢的に仕方ないと思う反面、可能ならばきちんと治したいと思っていました。

《視診・触診》

猫背気味ですが、見た目はそれほど問題があるようには見えませんでした。触ると、肩から肩甲骨の間にかけての筋緊張が顕著で、筋肉を触診しようとすると皮膚ごと動きます。また、首全体がむくんでいました。

《治療》

僧帽筋、頭半棘筋、頭半棘筋停止部、頭板状筋、肩甲挙筋、胸鎖骨乳突筋、後頭下筋群、胸部《きょうぶ》多裂筋《たれつきん》（多裂筋とは背骨の深いところにある小さな筋肉で、いくつも連なっている）にトリガーポイント治療。

1回目から、夜ぐっすり眠れるなどの効果があり、3回目には首と肩のコリが改善されて、「身体がとても軽い」とのこと。8回目でほぼ完治し、症状はほとんどなくなり、毎日快適に過ごせているそうです。

私からのコメント

更年期とは、閉経の5年前後、約10年間の期間を指します。更年期障害は、ホルモンバランスの乱れが原因で、身体的・精神的リズムに不調が生じる自律神経失調症状のことで、首の環境が大きく関わっています。

女性はホルモンバランスが乱れると、身体の各所にさまざまな症状が起こりがちです。のぼせ、火照り、発汗、めまい、動悸、頭痛、肩コリ、腰痛、冷え、しびれ、関節の痛み、イライラ、不安感など、症状のあらわれ方も、不調の深刻さも人によって違います。

病院ではホルモン補充療法が一般的ですが、人によっては副作用の心配もあります。当院では鍼を使い、症状に合った局所的なトリガーポイント治療をすることで、更年期障害を改善した症例がたくさんあります。同じくホルモンバランスが原因となる症状にPMS（月経前症候群）もあり、こちらもトリガーポイント治療での改善が可能です。

更年期障害の代名詞的な症状が「ホットフラッシュ」です。ホットフラッシュを主訴として来院する方はそれほど多くありませんが、他の疾患の治療をしながら話を聞くと、「急に汗をかいて止まらなくなり、更年期障害かしら」という相談をよく受けます。

ホットフラッシュの原因はずばり、「胸部多裂筋のトリガーポイントによる交感神経の異常興奮」です。肩甲骨の間、最深部（痩せ型の人でも皮膚表面から3～4センチ）にトリガーポイントができると、交感神経緊張状態に。そして、交感神経しか分布しない汗腺が急激に興奮し、発汗してしまうのです。

女性は我慢強く、身体の不調もある程度耐える人が多いため、耐えきれなくなって来院する頃には症状が重くなっているケースもあります。病院でホルモン療法を受けながら、「効果があまり感じられない」という人も。

ホットフラッシュに限らず「更年期障害かも」と思ったら我慢せず、なるべく早めに相談してください。

うつ状態、メンタル不調とトリガーポイント

症例6 うつ病と診断され、何もする気が起きない……（30代・男性）

《症状》

1年前に「うつ病」と診断され、仕事を休職。最近は徐々によくなってきた感覚があったものの、急にまた朝、起きられなくなったそうです。起き上がろうとしても身体が重く、そのまま夕方になってしまうこともあります。

睡眠導入剤を飲むと寝つきはいいものの、熟睡している感覚はありません。横になっている時間が長く、食事をとる時間もバラバラで、なかなかお腹も空かない。薬を飲んで休んでいても、状況は変わらなかったそうです。そろそろ仕事に復帰したいと思い始めた頃、当院のホームページを見て、自分の症状は首コリと関係しているのではないかと思ったそうです。

《視診・触診》

かなりの猫背で、目に生気がない状態。頚部浮腫がひどく、触診もしづらいような状態でした。

《治療》

まず、頚部浮腫を取ることに集中し、その後、首、肩に広がっていたトリガーポイントを狙って治療することにしました。1回目の施術では特に変化はなかったものの、2回目の施術後、朝11時に起きることができたとか。4回目の施術から変化があらわれ、徐々に起きる時間が早くなっていきました。また、決まった時間に食事ができるように努力しています。5回目の施術の後、少しずつではあるものの食欲が増し、自らの意思で動けるようになります。

6回目の頃は早寝早起きの習慣がついてきました。10回目の施術でほぼ改善。生活習慣が整い、今は仕事にも復帰して、充実した日々を過ごしています。

うつ状態に苦しむ患者さんは多いのですが、薬だけに頼るのではなく、「首コリが原因かも」という視点を持っていただきたいと思います。

症例7　慢性疲労症候群で、仕事にもぜんぜん集中できない（40代・男性）

《症状》

「慢性疲労症候群」と診断され、いつも寝ているのか寝ていないのかわからないような状態。睡眠の質が悪く、一日平均2、3回、多いときは5回くらい、夜中に目が覚めていたと言います。

目が覚めると、また眠りに入るまで時間がかかり、合計の睡眠時間は短く、朝、すっきり目覚めるという感覚は何年もなかったそうです。

振り返ると、大学生の頃から症状はあったものの、当時は時間も体力もあったため、睡眠時間が短くてもなんとかなっていました。就職すると、睡眠不足のため仕事中に倦怠感、睡魔に襲われることがあり、会議中にガクッと意識を失うように寝てしまったことも。

他に眼精疲労、便秘などの症状もあり、病院では「軽度なうつ状態」とも言われていました。

《視診・触診》

触診すると首に軽度の浮腫と筋緊張がみられ、頭半棘筋ラインに顕著な圧痛があることもわかりました。

《治療》

頭半棘筋、僧帽筋、胸鎖乳突筋、胸部多裂筋、頭板状筋、肩甲挙筋にトリガーポイント治療を行いました。2回目の施術後、夜中に目が覚める回数が減り、便の回数が増えていきます。3回目の施術後、夜中に目が覚めても、時間が経たないうちに眠れるようになっていることに気づきました。

4回目の施術後は、深い睡眠ができるようになったことで、慢性的な疲労感や日中の眠気が弱まってきました。5回目の施術の頃、夜中に1、2回は目が覚めるものの、以前より格段に調子がよくなっていることに気づきます。10回目でほぼすべての症状が寛解し、その後も週1のペースで治療を継続しています。

私からのコメント

体調不良が重なり、うつ状態となる患者さんが増えていると感じます。

実は、病院で「うつ病」と診断された患者さんの多くは、無自覚な首コリによる「うつ状態」であることがほとんどです。私は「首コリうつ」と呼んでいますが、うつ病、双極性障害と診断された人の9割は、これに該当すると感じます。

首はむくむと、痛みやコリといった感覚さえ鈍化する部位で、臨界突破すると自覚症状を感じにくいもの。症例であげた2人も、首のむくみには無自覚でしたが、ここに大きな問題があります。

無自覚でも、ストレスや疲労、寒暖差や気圧の変化、不規則な生活リズムなどによって首の状態が悪化し、不眠や倦怠感、内臓系の不調など、さまざまな症状を引き起こすケースが多いからです。

前ページの患者さんは、週2〜3回スポーツジムで身体を動かし、仕事中もストレッチするなど、身体のケアを心がけている方でした。

患者さんに首コリの自覚はありませんでしたが、私が触診したとき、首にむくみと筋緊張があり、そこにできたトリガーポイントがさまざまな体調不良の原因になっていることにすぐ気づきました。

最近は大人に限らず、スマホの長時間使用による子どもの首コリが増えており、本人は自覚しないまま、心身の不調に苦しむ子どもも珍しくありません。実際、「心の病」と呼ばれるものは本当に増えていると感じています。

「心の疲れ」などとまとめられても、苦しんでいる患者さんの救いにはなりません。

私の立場から強調したいのは、慢性疲労、不眠、うつ的な症状を感じたら「首コリが原因かもしれない」という視点を持ってほしい、ということ。その視点を持てるかどうかが、苦しみから解放されるかどうかの分かれ道でもあります。

最近は若い世代のうつ状態の患者さんも増えていますが、自分から首コリを疑うのは難しいでしょう。親御さんなど身近な人のサポートが必要だと思います。

副交感神経への刺激で免疫力アップ

症例8 帯状疱疹後、神経痛がひどく、引退も考えた（70代・女性）

《症状》

個人病院を経営し、長年、診療を行ってきた医師の患者さんです。仕事は忙しく、年齢的にも気力、体力がついていかない……と感じたタイミングで、肩から脇腹にかけて帯状疱疹があらわれました。医学知識があるので、すぐ薬を飲み、帯状疱疹のピリピリや発疹は落ち着きましたが、次第に帯状疱疹後の神経痛へと移行したそうです。

時間の経過とともに落ち着くだろうと放置していましたが、数か月経っても痛みは取れず、夜も眠れないほどに悪化していきました。とはいえ、病院の患者さんは待ってくれないため、休むこともなかなかできません。引退も考えましたが、とりあえず痛みをどうにかしたいと、当院を訪れました。

《視診・触診》

首から肩にかけて顕著な浮腫があり、右肩が痛くて動かしたくないとのこと。服がすれるだけでも痛むという恐怖から、可動域が制限されていました。仰向けになると、上腕骨の重みが肩関節にかかるだけでも痛むようでした。右肩の三角筋前部線維、中部線維に圧痛があり、棘下筋触診すると認知覚がありました。

《治療》

首の環境が悪く、自律神経が乱れて免疫力が低下し、帯状疱疹後、神経痛に移行したと判断。過敏状態のため、細めの鍼を使い、免疫力と自律神経の回復をうながすことを目指し、首と肩を中心にトリガーポイント治療を行いました。

2回目の施術で、鍼が肩の奥の痛みを刺激するズーンとした響きを感じました。6回目で痛みがやわらぎ、久々にゆっくり眠れたそうです。15回目で帯状疱疹後神経痛による疼痛は消失しました。

以前は「そろそろ引退」を口にしていましたが、体調がよくなったため「生涯現役！」と思えるように。メンテナンスは当院で継続して行っています。

症例 9

蕁麻疹がきっかけで、パニック障害のような症状も（20代・女性）

《症状》

4か月前、急に体幹や腕の内側、太ももの内側などにぶわーっと蕁麻疹を発症しました。皮膚科に行ったものの原因はわからず、薬も効きません。蕁麻疹は原因がわからないことが多いのですが、ちょうど仕事の環境が変わり、ストレスが増えた時期だったそうです。

病院の薬は効かず、徐々に身体全体の調子も悪くなってしまいます。1か月前から残業が増え、頭痛、めまいを感じ、通勤時に電車で気分が悪くなったり、パニック障害のような症状もありました。

蕁麻疹のほか肌荒れ、睡眠の質も悪く、疲れもなかなかとれません。たくさんの不調が続き、風邪も引きやすくなったと言います。

自分で調べて自律神経の不調にたどりつき、なるべく薬を使わず治療したいと当院を訪れました。

《視診・触診》

交感神経緊張状態により、皮膚表面にべたつき（皮脂）がありました。首・肩に全体的なむくみがあり、僧帽筋、胸鎖乳突筋、頭板状筋などに幅広くトリガーポイント治療を行うことにしました。

《治療》

1回目の施術後から、いつもよりよく眠れた感覚がありました。起床時のむくみも目に見えて改善し、顔や首がすっきりしたと自覚できたそうです。めまいなどの症状もなく、調子よく過ごせるようになります。2回目の施術後、ここ数年で初めてぐっすり眠れました。疲れも取れて、調子はさらによくなったそうです。その後、数回の施術を行い、治癒しました。

最近は蕁麻疹も発症せず、休日は外出することも多く、遠出もできるようになったとのこと。現在も定期的に治療を継続しています。

私からのコメント

現代社会では、交感神経緊張による顆粒球（細胞内からさまざまな物質を出し、細菌などから身体を守る白血球）が増加しすぎることによる免疫力の低下が顕著で、さまざまなウイルス性疾患が増えています。免疫システムは複雑で、ワクチンの打ち過ぎによる免疫異常の影響も示唆されていますが、決定的な理由はありません。また、リウマチ患者や原因不明の病気、がん患者の増加・脳血管疾患など、数年前から増えている印象があります。

帯状疱疹後の神経痛もその1つ。仕事をしていても、眠ろうとベッドで横になっても、常に痛みを感じることになり、とてもツラい症状が続きます。耳や目などにつながる神経が傷つけば、ラムゼイ・ハント症候群、視力低下、排尿障害などを発症することもあるのです。

強制的に副交感神経を活性化させるトリガーポイント治療は、リンパ球生成を促し、免疫環境を整える作用があります。少し時間がかかるケースもありますが、治癒成績は高いと感じます。

急性蕁麻疹、慢性蕁麻疹などは、原因となる要素が多すぎるため、症例のように

「原因不明」となるケースが一般的です。患者さんはまだ若く、慣れない社会生活で首コリが悪化し、自律神経が乱れて、免疫力が低下したため、蕁麻疹として症状があらわれたのだと思います。1回目の治療から頚部浮腫がスッと消え、副交感神経が活性化し、睡眠の質も改善したのでしょう、一気に回復してくれました。

蕁麻疹にはいろいろな原因があります。アスピリンやラテックス、アレルギー反応、さらに日光や圧迫、振動などによる発症もあります。汗をかくと発症するコリン性蕁麻疹というものもあります。

当院では多くの蕁麻疹の患者さんを診てきましたが、蓄積された臨床データによると、「首コリ」が深く関わっているのがわかりました。首以外で、背骨のすぐそばの多裂筋のトリガーポイントも関わっています。「原因不明」と言われると不安になるかもしれませんが、トリガーポイント治療で改善するケースが多いことを、ぜひ知ってほしいと思います。

トリガーポイント治療で改善・解消した症例は多種多数

以下、当院での症例のほんの一部を項目のみ、あげておきます。

50代女性……ふくらはぎの肉離れ、不眠症、ふらつき、頭痛、慢性疲労症候群。
60代女性……ガチガチで首がまわらない。耳の閉塞感、不眠症。
30代女性……目の乾燥と痛みで開けていられない。不眠と食欲不足。
20代男性……頭重感、締め付けられる頭痛。パソコンの画面が眩しい。
20代女性……閃輝暗点《せんきあんてん》、頭痛、めまい、吐き気、胃の不快感。
30代女性……高校時代からの頭痛、首と肩のコリ。
20代女性……頭痛、目の奥の痛み。
20代女性……蕁麻疹と皮膚症状、自律神経失調による免疫力低下。
30代男性……10年以上続く不眠症、慢性疲労症候群。
50代女性……メニエール病と診断されたフラフラ感、耳の閉塞感。
小学生男児……ひどい頭痛

40代女性……突発性難聴をはじめとするさまざまな自律神経症状。
40代男性……鷲掴みされるような背中の痛み、30年来の首と肩のコリ。
30代男性……自動車事故によるムチウチ、それに伴う全身倦怠感など。
中学生男子……小学生の頃からお腹にガスがたまる。過敏性腸症候群。
50代女性……椎間板ヘルニアと診断。ブロック注射もリハビリも効果なし。
40代女性……腰椎すべり症と診断。お尻から足までの痛み、しびれ。
40代男性……ギックリ腰。じわじわと悪化している。
70代女性……尿漏れ。同じ時期から始まった足首の痛み。
20代男性……中学時代から10年以上続く強迫性障害。

ここで紹介したのはほんの一部で、当院のホームページにはさまざまな症例が掲載されています。みなさんの中で日頃気になっている痛みや症状があれば、一度トリガーポイントの有る無しを疑ってみて、鍼治療を検討されてもいいのではないでしょうか。

鍼で対話するのが鍼師の仕事

なぜ、医学が進化しても体調不良、慢性的な痛みを抱える人は増え続けるのか？　なぜ、それほど効き目を感じてもいない薬を飲み続けるのか？

本書の冒頭でこう問題提起しました。その背景には私が長年自分の指先から感触として伝わってくる真実＝首コリこそ盲点である、という確信がありました。しかし読者のみなさんには、「首に体調不良や痛みの原因があると言われてもピンと来ない」という人のほうが圧倒的に多かったのではないかと思います。首、特に後頭部の方は鏡で見る機会もないでしょうから、ピンと来なくても仕方ありません。

さて、この第5章を読んだみなさんの感想はいかがでしょう？　意識を首に向けてもらうことに、私は成功したでしょうか？

私たちが想像する以上に、現代は交感神経優位のバランスが崩れた緊張社会であること、スマートフォン全盛の時代で若者がとりわけ依存していることもあり、首まわりの筋肉には過大な負荷がかかっていること。それが引き金となってできたトリガーポイントがさまざまな慢性痛や心身の乱れを招いてしまうこと。トリガーポイント療法がそれに対して有効だと思われること。実際にこの鍼治療を通して明らかに快方に向かっている患者さんが多いこと……これらのことを、ここまで系統立てて述べてきたつもりです。

どうでしょう、「なるほど！」と腹落ちしていただけましたか？

トリガーポイントに関しては、最新のテクノロジーを駆使しながら今後も各方面で研究が進められていくことでしょう。私はこれからも鍼師として患者さんに向き合い、愚直に鍼を打ち続けていきます。鍼先で患者さんの身体と対話しながら、トリガーポイントを一つひとつ、ほぐしていきます。一人でも多くの方にズーンとした響きを感じてもらうために。

あとがき

『人間は考える葦である』と言われ、考えることは人間のすばらしさのように思われています。しかし、考えるだけでは解決しないことのほうが多いのではないでしょうか。現代人は考え過ぎて疲れています。考えるより「感じる」時代が今、来ています。

多くの患者さんを診る中で感じることがあります。

原因がわからずに苦しんでいる人が本当に多いのです。

本当は苦しんでいるのにそれをさらけ出せない人も多いのです。

若い人は特に苦しんでいます。家族にわかってもらえない。親にわかってもらえない。

現代社会で増え続けている苦しみ。その苦しみに次々に病名が付けられていきます。このもどかしさと言ったら、無い。本当に【病】なのか？

その病名は果たして本質を突いているのか？
私は【病】と呼ばれる症状が首と関係性があるという事実を、鍼を打ち続けることによって探求してきました。それは私にとって「哲学すること」と同義です。
鍼治療をすることは哲学の実践です。
病気を診ている以前に、
症状を診ている以前に、
身体を診ている以前に、
私は目の前の人間を観ています。
自分自身が過去と今、今と未来を断ち切って、〝今〟目の前の人間と向き合いながら、鍼治療という哲学を私はしています。本気は必ず相手に通じるから。

人は出会うべき人には必ず出会うと言います。

しかも、一瞬の早いも、一瞬の遅いも無いと言われています。

そもそも、私がこの本を書こうと思いたったのは、私の師が原因不明の体調不良に陥ったことにあります。師と言っても鍼治療の師ではありません。

師はおよそ16ヶ月の間、呼吸困難と背中の激痛に見舞われました。身体のあちこちがアイスピックで刺されたように24時間365日痛むという症状でした。日本一と呼び声の高い様々な科の医師や漢方医などが診察をしましたが、原因は全く不明でした。最も強いと言われる鎮痛薬さえ効きませんでした。「精神的なものではないか?」と言われたこともありました。しかし、私はそれを信じませんでした。

そのような状態の中、師は私を頼ってくれました。

私たちは苦悩を共にしました。今は症状も9割治まりましたが、油断できません。

吉田松陰は『狂愚まことに愛すべし』という言葉を残しています。

私は2007年に治療院の看板を掲げ、鍼治療に生き切る覚悟をしました。

鍼治療に狂おうと。それは自分自身を生き切ることと同義ゆえ刀の鋒《きっさき》ほどの迷いもありません。愚直にひたすら打つのみ、です。

その覚悟で、目の前の患者さんと向き合わなければ感応道交《かんのうどうこう》は生まれません。

私にとっても患者さんにとっても、「生きる」は一度しかありません。患者さんの苦しみを感じ取って、鍼を打ち、相交《あいまじ》わる。鍼の響きが患者さんに伝わり、感応する。この得難い瞬間の連続こそが私にとっての「生きる」であり、哲学そのものなのです。

現代社会の盲点を突け！

私は今日も哲学しています。

国立おざわ鍼灸・整骨院 院長 小沢国寛

違った立場から鍼治療を考える

薬学部教授・薬学博士　厚味厳一

この本を手に取った人は、鍼治療に対して少なくとも興味があるに違いない。しかし、鍼治療を試す一歩がなかなか出ないのではないだろうか。痛そうに思えるし、本当に効果があるのかといった疑問も出てくる。鍼治療を試す勇気がないのも当然である。私もかつて首や肩のコリがひどく、とてもつらかった。また太ももの裏に痛みを感じ、整形外科では坐骨神経痛と診断されていた。やがて、鍼治療にたどりつき、鍼治療を思い切って受けてはみたが、痛いだけであり、もうこりごりだと感じ、逆に体の不調を癒す治療法の候補から鍼治療を積極的に除いた。

しかし、再び鍼治療に出会ったのである。もう15年にもなるであろうか、ある土曜日の夜中にいわゆるぎっくり腰になった。月曜日から出張に行かねばならない中で、日曜日の治療の選択肢は限られていた。その中で、近所にある国立おざわ鍼灸・整骨院を訪ねた。鍼治療になんら期待を抱くことなく、きれいな建物に胡散臭ささえも感じて、仕方なく訪ねたのである。それが、小沢院長、すなわちトリガーポイント治療との出会いであった。

なんとそれから鍼治療で体を整える日々が始まったのである。

私は、薬学部の教員として薬の専門家を養成するために、薬に関することを日々教えている。その様な立場の人間が、なぜ、この本に寄稿しているのかと、この本を読んだ人は感じるのではないであろうか。この本には、薬による治療でなんともならなかった人が、鍼治療で改善された例がいくつも出てくる。私が教えている薬とはそもそもいったい何であろうか。

現在、医療に用いられている多くの薬は、この本にも記載されているように症状を改善する目的で用いられている。例えば、咳が出るから鎮咳薬と呼ばれる咳止めを、熱があるから解熱薬と呼ばれる熱さましを用いる。お気づきのように、これでは、咳が出る、熱が高くなるといった症状を抑えられるかもしれないが、その原因、例えば肺炎や感染症を治療したことにはならない。もちろん、症状を抑えることは、もともと自らの体が持つ治す力を高めるので、間接的に治癒されることに役立つ。そのため、薬では疾患を治癒することが出来ないとはいえない。また、糖尿病や脂質異常症の薬は、これらの疾患で想定される更なる合併症（動脈硬化症、腎症など）のリスクを下げるために用いられ、決して糖尿病や脂質異常症を治療するのが主の目的ではない。実際に病気の根本原因にアプローチできる薬物は、ホルモン系の薬物など一部の例外はあるが、基本的には抗菌薬（抗生物質）、抗ウイルス薬、抗がん剤など、微生物やがん細胞に直接作用する薬物に限られる。

このように、薬で疾患を治癒できるのは一部の疾患に限られるが、治療での薬の位置づけがしっかりと医療者から伝えられ、患者自身が理解して用いている人は、多くはないであろう。多くの薬は、疾患を根本的に治療するために用いられるのではなく、症状の改善や更なる疾患の予防に用いられており、薬で完全に疾患を治癒することはなかなか難しい。さらに、症状さえも改善されずに薬を飲み続ける人が少なからずいることは、この本にも記載されているとおりである。

私も自分自身の凝りや腰の痛みが、痛み止めやシップなどで一時的には良くなるであろうことや、結局はそれでは決してこれらの症状がなくならないこともわかっていた。だから、根本治療はあきらめていた。そのような状況の中で仕方なしに出会った小沢先生は、これまで考えたこともなかったある可能性を示した。

ぎっくり腰で訪問したので、まずは腰の治療が行われたが、数回通ううちに「首が原因ですよ。ものすごく悪いです」と、それこそ突き刺すような言葉をいただいた。その時は全くその言葉を信じることは出来なかった。鍼治療を何回か行ったが、〝ずーん〟という感覚や、すっきりとしたという感覚が得られなかったからである。しかし、10年以上鍼治療を受けてきた今では、「首が原因だ。トリガーポイント治療が効果を示す」という言葉をすんなりと受け入れられる。この本に述べてあることもよくわかる。

鍼治療とその効果に関する論文を調べてみると、片頭痛、がんに伴う痛みや吐き気などに効果を示したなど数多くの報告が見られ、盛んに研究が行われている。私も体感的には鍼治療の効果を感じるようにはなってきたが、研究者でもある私にはやはり〝なぜ〟が沸いてくる。読者の中にも同じように疑問に思った人がいるかもしれない。小沢院長に「トリガーポイントに鍼が当たると、何が起こるのですか」と聞いてみた。すると、「トリガーポイントに当たるのではなく、貫くというイメージで鍼を刺す。そうすることで、ここが原因だと脳に認知させているのかもしれない。その結果、副交感神経が優位になったとしか思えない症状（腸が動く、鼻づまりがおこるなど）が患者にみられる」と答えた。また、「患者さんの何をみて、トリガーポイントがわかるのですか。患者さんから話を聞いても意味はないようなことをこれまで述べていますよね」とも聞いてみた。その答えは、「骨盤のせばまりや皮膚の固さかな」であった。これらの答えは、科学的ではない。経験によって産み出された言葉であるが、突きつめていけば科学的な裏づけが出来るようにも感じる。

現代の医学は、科学的な事実（根拠）に基づいた治療、ＥＢＭ（Evidence-Based Medicine）によって行われているが、小沢院長の治療は、鍼を通した患者の体との会話に基づく治療である。「どうすればトリガーポイント治療ができる鍼師になれるのですか」と、ある程度答えを予想しながら聞くと、その答えは予想通りに「経験かな。鍼をいっぱい打つことでしか学べない」であった。

自分が長年患者と向き合い、そこで感じ、さらに患者の言葉から得た多くのことを多くの人に伝えたいとしてこの本を小沢院長は世に出そうとしている。それは、多くの人に、特に治療法が見つからずに様々な症状で苦しんでいる人に、その悩みを解決できる可能性がある方法、すなわち鍼治療を試して欲しいというのが小沢院長の心からの思いである。現在の医療の中心をなす個人に合わせた医療（個別化医療）を鍼治療によってまさに実践している小沢院長は、「人間を観て治療するのですよ」と恥ずかしそうに言う。

鍼治療を信じなかった私が、毎週鍼治療に通っている。国立おざわ鍼灸・整骨院には、患者を観て、患者にあわせた治療を行うといった医療の基本がある。まだまだ科学的な根拠がはっきりとはしないトリガーポイント治療を自らの経験と患者の感謝の言葉から信じて行い、それを後進へと引き継ごうという気概を示す鍼師がいる。全ての人が効果を感じられるものではないかもしれないが、昔の私のように、鍼治療にあえて背を向けていた人に伝えたい、〝試してみる価値はありますよ〟と。

〔著者紹介〕

小《お》沢《ざわ》国《くに》寛《ひろ》

１９８３年生まれ、兵庫県芦屋市出身。厚生労働省認定はり師・きゅう師（国家資格）、厚生労働大臣認定柔道整復師（国家資格）。６歳の頃から空手道に親しみ、東洋医学に興味をもつきっかけとなった。中国・遼寧中医大学に留学、国家的名医に師事する。２００７年１月、国立おざわ鍼灸・整骨院開業。本院が10周年の年に、銀座院「鍼治療　東京おざわ」を開院。

首コリ治療で世界が変わる！

病の本質「トリガーポイント」を鍼《はり》で打ち抜く

発行日 ……………… 2024年10月28日 初版第一刷発行

著　者 ……………… 小沢国寛

発行者 ……………… 秋尾弘史

発行所 ……………… 株式会社 扶桑社
〒105-8070
東京都港区海岸1-2-20　汐留ビルディング
電話 03-5843-8842（編集）
03-5843-8143（メールセンター）
www.fusosha.co.jp

デザイン ……………… WHITELINE GRAPHICS CO.

印刷・製本 ……………… タイヘイ株式会社印刷事業部

＊出版プロデュース …… ヒラタワークス 平田静子

＊編集協力 ……………… オフィス福永 福永育子

定価はカバーに表示してあります。

ISBN978-4-594-09868-1